Qn . Lachapelle

)-8 4a-817-4844

Dossier d'assurance

« *Le pouvoir de guérison n'appartient ni aux médecins,
ni à Dieu, ni aux gourous, mais à la personne elle-même.* »

– Jean-Charles Crombez, psychiatre et auteur de
La guérison en écho et *La personne en écho*

Petit guide d'autoguérison

Avertissement

Pierre Laroche

Petit guide d'autoguérison

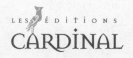
LES ÉDITIONS
CARDINAL

Pierre Laroche

Petit guide d'autoguérison

Conception graphique de l'ouvrage : Luc Sauvé
Révision : Rachel Fontaine

Nous reconnaissons avoir reçu l'aide financière du gouvernement du Canada par l'entremise du Programme d'aide au développement de l'industrie de l'édition (PADIÉ), ainsi que l'aide du gouvernement du Québec – Programme de crédits d'impôts pour l'édition de livres et Programme d'aide à l'édition et à la promotion – Gestion SODEC.

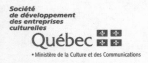

ISBN : 978-2-920943-31-5

Dépôt légal – Bibliothèque Nationale du Canada, 2008
            Bibliothèque Nationale du Québec, 2008

Les Éditions Cardinal
10-38, Place du commerce
Division 538
Île-des-Sœurs, QC
H3E 1T8
www.editions-cardinal.ca

1ʳᵉ impression

Imprimé au Canada

Introduction

Il y a plusieurs années, j'ai contracté une hépatite virale qui m'a complètement jeté par terre. Perte complète de l'appétit, douleur permanente dans le creux du ventre, jaunisse, faiblesse générale... J'allais peut-être en mourir. À ma grande surprise, le gastroentérologue que je consultai me proposa comme traitement... rien du tout ! « Il n'y a pas de traitement, me confia-t-il. Votre système immunitaire devrait avoir raison du virus. D'ici là, faites ce que bon vous semble. » J'étais comme déçu, mais les propos laconiques du spécialiste me donnaient confiance en même temps.

J'ai donc pris mon mal en patience. Je dormais beaucoup, prenais des bains régulièrement et, comme j'avais lu que du bœuf saignant pouvait aider mon foie à se reprendre en main, je me suis mis au régime du filet mignon. Je n'oserais recommander ce traitement à qui que ce soit, mais en un mois environ, j'ai retrouvé mon teint rosé et j'ai pu reprendre mes activités. Et pour la première fois de ma vie, j'ai pris vraiment conscience du pouvoir de l'autoguérison.

Pourtant, de combien de blessures mineures, de grippes et de rhumes, d'ulcères, de gastro-entérites et de maux de tête je m'étais rétabli auparavant ! Mais sans trop y réfléchir.

7

L'autoguérison faisait son œuvre là aussi, bien plus que les pansements que j'appliquais ou les comprimés que j'avalais. Car il est dans la nature même de tout organisme vivant de prendre les moyens de combattre tout ce qui menace son intégrité et son existence.

Certes, nous ne guérissons pas de tout, nous vieillissons et nous finissons par mourir. Entre-temps, les maladies chroniques se mettent de la partie, ou encore une maladie grave nous tombe dessus. Mais quelle que soit la condition médicale dans laquelle nous nous trouvons, il y a toujours un processus d'autoguérison à l'œuvre, tourné vers la réparation de ce qui a pu être endommagé et la survie. Même une fracture à un âge très avancé peut guérir d'elle-même. Ma mère de 96 ans en est la preuve vivante, qui s'est remise d'une fracture à l'épaule en deux mois...

L'autoguérison n'est toutefois pas un processus de rajeunissement ou de refonte complète. Oui, nos mécanismes naturels d'autodéfense nous permettent de nous débarrasser de certaines affections, apparemment de façon définitive, mais il est possible que nous devions nous contenter d'apprendre à vivre avec certains symptômes ou déficiences. C'est une forme d'autoguérison dans la mesure où l'esprit reprend le contrôle, acceptant les limites qu'impose une maladie ou un handicap. Diriez-vous qu'un champion paralympique en fauteuil roulant n'est pas en santé ?

Le contraire de l'autoguérison consiste à s'en remettre à toutes sortes de moyens extérieurs, médicaments, manipulations, thérapies de toutes sortes, dans l'espoir qu'une force mystérieuse agisse le plus rapidement possible, indépendamment de notre propre volonté, pour nous débarrasser à jamais de tout mal, de toute douleur. Cela ne signifie pas que des interventions extérieures ne soient pas nécessaires : au contraire, la médecine, les médicaments et diverses thérapies contribuent grandement à réparer des dommages (ou à limiter les dégâts), mais il faut que le patient y mette du sien pour guérir ou se rétablir convenablement. Au fond, un grand nombre d'interventions médicales ou psychothérapeutiques n'ont d'autre objectif que de stimuler l'autoguérison : c'est le coup de pouce indispensable, la mise en route. En complément de ces interventions, le patient devra lui-même trouver les conditions les plus propices à son rétablissement. Et ce sont précisément sur ces conditions que porte ce petit guide.

Avant de les aborder, nous ferons un petit tour d'horizon des types de guérison. Qu'est-ce qu'on entend au juste par guérison? Qu'est-ce que l'autoguérison par rapport aux divers concepts de guérison?

Pour nous donner les meilleures chances, il faut bien sûr être à l'écoute de son corps, encore que les messages qu'il envoie ne soient pas toujours limpides. Mais plus que cela, il faut lui donner les moyens de combattre de lui-même ce qui l'empêche de bien fonctionner. Cela commence par l'alimentation. Quelle que soit la maladie, nous devons toujours nous alimenter. Et à moins de nous être fait prescrire une diète rigoureuse et stricte (ou d'être alimentés par voie intraveineuse), nous devons faire nous-mêmes des choix alimentaires conséquents. L'alimentation fera ainsi l'objet du deuxième chapitre, incluant quelques paragraphes sur les suppléments alimentaires.

Ensuite, il sera question de lutte contre le stress. Le stress crée bien des conditions favorables à l'apparition et à l'entretien de maladies, et la maladie elle-même cause un stress qui retarde ou bloque carrément le processus d'autoguérison. Tout comme l'adoption d'une alimentation plus saine peut non seulement hâter le processus de rétablissement mais aussi faire office de prévention à long terme, les mesures antistress agissent de manière à barrer la route à bien des maux, souvent d'ordre psychosomatique, qui ne cherchent qu'à s'infiltrer au milieu d'un mode de vie trépidant.

Une vie plus saine passe également par l'exercice physique. Se remettre en condition à la suite d'une blessure ou d'une maladie est impératif, mais des précautions s'imposent : le processus doit être graduel et le choix des activités physiques minutieux selon le problème de santé qui s'est manifesté (et sa localisation s'il y a lieu). Le sport peut être un piège s'il est compétitif ou trop exigeant, d'où l'importance de concevoir l'activité physique, en tant que condition d'autoguérison, dans une perspective plus large et mieux intégrée à la routine quotidienne.

La volonté de guérir fait l'objet du chapitre suivant. La pensée positive, la conviction de guérir, le pouvoir de l'esprit sur le corps sont-ils la clé de l'autoguérison ? C'est une question controversée, mais il vaut peut-être mieux croire que la volonté aide à guérir. Car si l'on y croit, qu'il y ait ou non un lien objectif entre la pensée positive et la guérison, un effet placebo se mettra à l'œuvre. Et là, c'est certain : tout placebo agit. Diverses psychothérapies misent sur la volonté de guérir, je vous en présente quelques-unes, parmi lesquelles l'approche ECHO du Dr Jean-Charles Crombez, fascinante et déroutante.

D'autres facteurs conditionnent et facilitent l'autoguérison. Ce sont principalement le temps, le sommeil, l'hygiène et, en général, de bonnes habitudes de vie. L'art aussi peut favoriser l'autoguérison. Je m'attarde à ces facteurs dans le sixième chapitre.

Enfin, les mécanismes naturels d'autoguérison ne seront que plus performants si nous concevons les maladies et les accidents comme des jalons de vie riches d'enseignement. Nous redoutons les épreuves, mais les épreuves rendent plus fort, dit la sagesse populaire. Notre capacité d'adaptation à toutes sortes de circonstances témoigne de notre vigueur intérieure, laquelle se situe au cœur de l'autoguérison. La dimension qui conclut ce bref ouvrage est ainsi la philosophie de vie, l'idée même que nous nous faisons de notre parcours en ce monde et qui évolue au fil de l'âge et de nos expériences.

En définitive, ce livre ne propose ni des recettes ni des solutions toutes faites. C'est un guide qui, je l'espère, pourra vous aider à mieux traverser ces périodes difficiles que causent les problèmes de santé et à en ressortir à la fois plus sain, plus serein et plus équilibré.

1

Les types de guérison

L'autoguérison est un concept dont la définition ne fait pas l'unanimité. Au sens le plus strict, il s'agit d'une « guérison spontanée, ne faisant pas intervenir de traitement médical[1] ». Par ailleurs, le sens commun évoque souvent un côté plus ésotérique, probablement sous l'influence de la publicité de certaines thérapies alternatives. On est alors dans le pouvoir de la pensée, qui pourrait être conditionnée par l'autohypnose ou l'autosuggestion. Il s'agit pourtant, élémentairement, de se guérir par soi-même. Pour les fins de cet ouvrage, l'autoguérison doit être comprise comme la capacité que nous avons, librement et volontairement, de déterminer les conditions qui vont favoriser le plus possible l'efficacité de nos mécanismes naturels de guérison.

Mais qu'est-ce que la guérison ? La médecine hésite parfois à employer ce terme, particulièrement dans le cas des cancers. Elle lui préfère le mot « rémission », qui a un caractère non définitif, temporaire, comme s'il n'était pas possible de guérir du cancer. Malgré tout, nous guérissons de bien des maux, et la plupart du temps sans aide extérieure. C'est la guérison spontanée, de soi par soi.

---

1. Selon le dictionnaire électronique *Antidote*.

La guérison spontanée

Ce mode de guérison est le plus fréquent et s'applique à tout le monde du vivant : les animaux, mais aussi les végétaux. Il y a dans tout être vivant un processus de régulation naturel qui répare les dommages en restaurant intégralement ce qui a pu être abîmé. Dans certaines espèces, les salamandres par exemple, on assiste même à une sorte de miracle, à nos yeux d'humains : si on sectionne un membre antérieur, il « repousse »; la régénération est parfaite ! Nous n'avons pas cette capacité, mais notre organisme répare spontanément des tas de dégâts, depuis les plus petites coupures jusqu'aux ravages causés par les virus les plus sournois.

Nous mettons parfois sur le compte de traitements médicaux, de médicaments ou de thérapies diverses des guérisons spontanées qui, sans ces interventions, se seraient produites quand même. L'effet placebo lui-même pourrait être un leurre en ce sens : les croyances n'ont rien à voir avec la plupart des guérisons spontanées.

Chez les animaux supérieurs, comme les mammifères, la guérison spontanée est renforcée par un comportement instinctif. Regardez un chat blessé; il va lécher sa plaie, puis se rétablir par l'isolement, le repos et le jeûne. Au besoin, les animaux malades dans la nature vont trouver des végétaux ou des minéraux propres à les soulager. On sait par exemple que les grands herbivores mangent de la terre argileuse pour soulager leurs maux d'estomac dus à l'ingestion d'herbes trop acides. Certaines espèces de singes s'enduisent de pommades naturelles insectifuges, antimicrobiennes ou anesthésiantes. On a vu des chevreuils frotter leurs plaies avec de la résine antiseptique.

Partageons-nous un tel instinct ? À la base peut-être, mais le développement du psychisme humain a eu un effet pervers. Le cerveau humain absorbe toutes sortes d'informations qui influencent le comportement : c'est la prédominance de l'acquis sur l'inné, de la culture sur la nature. Et la perméabilité à toutes sortes d'influences qui viennent du dehors. Cela peut signifier une résistance aux processus naturels de guérison, par exemple par autopunition ou encore par complaisance parce que la maladie déresponsabilise ou que le malade y trouve certains avantages. D'où une question essentielle : voulons-nous vraiment guérir ? Parfois, seule une psychothérapie permet de le savoir. J'y reviendrai dans le chapitre sur la volonté de guérir.

La guérison par autrui

Plutôt que de nous en remettre à notre instinct naturel d'autoguérison, c'est-à-dire de faire confiance à notre corps quitte à y mettre le temps, nous préférons le plus souvent nous tourner vers une aide extérieure. Depuis la nuit des temps, il y a trois types de guérisseurs :

1. les guérisseurs rationnels, qui fondent leurs traitements sur des connaissances scientifiques, c'est-à-dire les médecins;
2. les guérisseurs empiriques ou intuitifs, qui agissent en vertu d'aptitudes particulières, par exemple les rebouteux, qui ont un don de manipulation manuelle;
3. les guérisseurs qu'on pourrait qualifier de charismatiques, dont le pouvoir curatif repose sur la personnalité davantage que sur la science ou la technique; nous sommes ici avec les sorciers, chamans, prêtres et autres gourous.

Dans les trois cas, l'intervention peut guérir. C'est pourquoi les trois types de guérisseurs se sont toujours côtoyés, dans toutes les cultures. On a observé qu'un guérisseur de type charismatique pouvait effectivement guérir si le malade croit en lui et si le guérisseur croit en son pouvoir. Et plus la méthode thérapeutique est acceptée dans le milieu où elle se pratique, plus elle aurait de chances d'être efficace.

Par contre, dans les trois cas, l'intervention peut empêcher la guérison, la retarder ou, pire, aggraver la maladie et même causer la mort. La médecine classique, aussi scientifique qu'elle puisse être, a toujours fait des victimes : diagnostics erronés, traitements non appropriés, opérations ratées, médicaments aux effets secondaires dévastateurs, milieux de soins contaminés (on parle aujourd'hui de maladies nosocomiales dans les hôpitaux)... Nous avons peut-être raison d'être méfiants ou sceptiques, encore que la plupart d'entre nous ayons une confiance presque aveugle envers les médecins, chirurgiens et autres spécialistes. Les guérisseurs charismatiques ne sont pas inoffensifs non plus, surtout quand ils détournent le malade de traitements conventionnels qui pourraient le sauver.

Il est à noter également que l'intervention d'un guérisseur peut n'avoir eu aucun effet et qu'il est possible que ce soit en réalité le processus naturel d'autoguérison qui ait accompli tout le travail. Autrement dit, s'il n'y avait pas eu d'intervention, le malade aurait guéri quand même. Le problème, c'est qu'il croit avoir été guéri par le traitement ou l'intervention. Nous consacrons des sommes importantes à nous faire soigner, peut-être vainement, surtout en consommant des médicaments inutiles. Or, l'autoguérison, c'est gratuit !

Les miracles sont-ils possibles?

Il y a des guérisons que l'on dit extraordinaires, pour ne pas dire miraculeuses. D'abord, force est d'admettre qu'avec les progrès des connaissances et de la médecine, il y en a de moins en moins. Ce qui pouvait apparaître comme un miracle il y a quelques siècles s'explique souvent aujourd'hui. D'autre part, les forces de l'autoguérison sont à la fois mystérieuses et insoupçonnées. Chaque être humain est différent, réagit de façon originale à une maladie. C'est pourquoi il ne saurait y avoir de pronostic uniforme, même dans le cas des maladies les plus graves. Certes, le corps médical pourra affirmer que tel ou tel mal est incurable (dans l'état actuel des connaissances) et même mortel, mais personne ne peut à coup sûr «condamner» un malade, comme on disait autrefois, ou fixer un délai avec précision. Ressusciter d'un long coma est à ce titre aussi «miraculeux» que guérir d'un cancer dit incurable ou retrouver l'usage de ses membres après avoir été atteint de paralysie. Donc, il y a encore des guérisons extraordinaires, hors du commun. C'est une raison de plus de toujours espérer.

2

Nos premiers alliés : les aliments

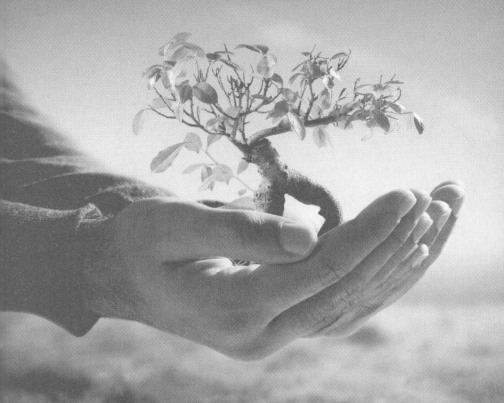

On connaît de mieux en mieux les rapports entre l'alimentation et les problèmes de santé. La sous-alimentation et la suralimentation causent directement toutes sortes de problèmes, mais on sait aussi qu'une mauvaise alimentation, qu'on peut définir comme une alimentation déficiente en certains nutriments et chargée d'ingrédients nocifs, est à la source de plusieurs maladies graves, incluant les cancers et les maladies cardiovasculaires. S'il convient de mieux manger pour prévenir ces maladies, à plus forte raison faut-il le faire pour en guérir ou à tout le moins en atténuer les risques d'aggravation et en faire reculer les symptômes. Le mot d'ordre est alors de donner à son corps tous les nutriments qu'il lui faut, tout en évitant de lui fournir des substances dont il n'a pas besoin ou qui pourraient aggraver la situation.

La plupart des gens qui ont subi une opération savent qu'il est important de suivre à la lettre une diète postopératoire destinée à faciliter le rétablissement tout en prévenant les complications. Le corps a été en quelque sorte victime d'une agression physique, on a perturbé son métabolisme, on a pu y introduire des substances qu'il faut éliminer ou contrecarrer, bref c'est une condition qui, dans l'immédiat, exige un régime spécial. De même toute maladie du système digestif appelle-t-elle des recommandations alimentaires particulières. Tout comme les allergies d'ailleurs.

En général, quand nous sommes malades, notre appétit diminue. C'est comme si notre organisme, pour mieux combattre la maladie, désirait concentrer toute son énergie sur la lutte contre l'envahisseur (virus, bactérie ou autre agent pathogène), quitte à délaisser temporairement certaines fonctions métaboliques, comme la digestion des aliments. C'est pourquoi il est aussi important de se reposer. Ce stade de mise en veilleuse de l'activité normale de l'organisme, cette sous-alimentation provoquée est généralement un stade initial incontournable de tout processus d'autoguérison.

Cela dit, il faut quand même manger. Bien souvent, les diètes prescrites soit à la suite d'une opération soit en cas de maladie indiquent certains types d'aliments sans trop de précision, tout en insistant sur ce qu'il ne faut pas consommer. Voici par exemple une diète prescrite à la suite d'une chirurgie digestive :

matin : café, yogourt nature, une biscotte
10 h : une demi-compote
midi : 40 g de jambon haché, 3 c. à soupe de légumes
         verts mixés, un verre de jus de fruit
16 h : un fromage blanc, une tranche de pain
soir : une purée de pommes de terre, 20 g de fromage,
         60 g de fruit écrasé.

Voici par ailleurs des indications diététiques consécutives à une opération de la prostate :

Buvez au moins un verre de liquide aux deux heures dans la journée pour favoriser l'évacuation de la vessie. La

bière, le vin et les boissons très alcoolisées risquent de provoquer une irritation de la vessie. Une alimentation riche
en fibres est conseillée pour prévenir la constipation.

Quels légumes, quels fruits, quels fromages, quelle com-
pote dans le premier cas ? Frais, en boîte, surgelés ? Et dans le
deuxième cas, quels liquides, quels aliments riches en fibres ?
La valeur des aliments varie beaucoup selon leur prove-
nance, les procédés de transformation et les modes d'apprêt.
Or, il faut se donner les meilleures chances. Sous réserve des
particularités de certaines diètes, disons qu'il faudrait privi-
légier les aliments qui fortifient le système immunitaire.

Alimentation et système immunitaire

Le système immunitaire est le rempart naturel du corps
contre la maladie. Il combat les virus, les bactéries, les cham-
pignons, les parasites et même les cellules tumorales. C'est
un système complexe d'interactions capable d'intervenir
rapidement dans tout le corps. Sans entrer dans les détails,
disons que ses principaux composants sont les organes lym-
phoïdes, notamment la moelle osseuse et les ganglions lym-
phatiques, pour n'en nommer que deux types assez connus.
Les globules blancs (lymphocytes B et T) jouent également
un rôle essentiel.

On distingue l'immunité innée, qui renvoie aux défenses
primaires du corps contre tout ce qui le menace, et l'immunité acquise, une espèce de seconde ligne de défense qui nous
protège contre d'éventuelles infections après que nous avons
été exposés à des microbes ou vaccinés.

La santé, c'est un système immunitaire en bon état de fonctionnement, rapide et efficace. Et normalement, une alimentation saine, riche en vitamines et en oligoéléments (métaux ou métalloïdes présents en très faible quantité chez les êtres vivants et indispensables au métabolisme, comme le cuivre, le fer, l'iode, le manganèse et le zinc), suffit à assurer l'entretien du système immunitaire.

Malheureusement, le régime alimentaire standard en Occident n'est pas très sain, beaucoup trop riche en gras et en sucre, et insuffisant en nutriments essentiels. Il en résulte une faiblesse immunitaire qui peut se traduire par une fatigue continue et une incapacité relative à composer avec le stress, une sensibilité plus grande aux infections (rhumes fréquents, infections urinaires, crises d'herpès, etc.), ainsi que des blessures qui prennent du temps à guérir et à se cicatriser. On a même observé que les personnes ainsi affaiblies réagissent mal aux vaccins, éprouvant divers symptômes, comme de la fièvre, des maux de tête ou de la fatigue. Ainsi, le renforcement du système immunitaire exige souvent une modification des habitudes alimentaires. À plus forte raison quand vient le temps de combattre une maladie en particulier, d'en atténuer les symptômes (souvent douloureux ou inconfortables) et de hâter la guérison.

Les ennemis du système immunitaire

Changer de régime alimentaire, temporairement pendant un épisode de maladie ou à plus long terme pour se garantir une meilleure santé générale, c'est d'abord renoncer à certains aliments ou du moins en réduire leur consommation. On s'entend généralement pour dire que les aliments sucrés et les aliments riches en gras saturés sont les principaux ennemis du système immunitaire.

Le sucre est une substance controversée en matière de santé, mais une chose est certaine : nous en consommons abusivement, et cet excès n'est pas étranger à l'épidémie d'obésité en Amérique du Nord. C'est que le sucre ne se trouve pas uniquement dans les desserts, il est presque partout dans les produits alimentaires du commerce : les soupes, les sauces, les craquelins, les céréales du petit-déjeuner... et les boissons gazeuses. L'Organisation mondiale de la santé (OMS) recommande une quantité maximum de 50 grammes de sucre par jour, soit environ 12 cuillerées à thé; or, une canette de boisson gazeuse en contient à elle seule 40 grammes environ. Et le sucre auquel l'OMS fait allusion comprend le sucre naturel des fruits, le fructose. Gare donc aux jus de fruits !

Les gras saturés sont aussi au banc des accusés quand vient le temps de chercher les coupables de l'obésité, des maladies cardiovasculaires, de plusieurs cancers et de problèmes d'arthrite. Quelles sont les principales sources de gras saturés ? Les viandes rouges, bien entendu, mais aussi les produits qui en dérivent, comme le beurre et les fromages. On en trouve aussi dans les huiles de palme, de palmiste et de coco, ainsi que dans un grand nombre de produits industriels. Prudence donc, efforcez-vous de diminuer votre consommation de produits préparés, les charcuteries en particulier, et lisez bien les étiquettes.

Autre substance dont il faut se méfier : l'alcool ! Il ne s'agit pas de l'exclure, même que le vin rouge, en quantité modérée, est plutôt bénéfique au système immunitaire en vertu de ses propriétés antioxydantes. Toutefois, l'abus de boissons alcooliques est vraiment désastreux pour le système de défense du corps.

Évidemment, si vous **souffrez** d'une allergie alimentaire, il vous faudra éliminer le produit allergène de votre régime. Car il n'y a à peu près aucun traitement médical efficace contre les allergies. Les allergies alimentaires peuvent provoquer non seulement des problèmes digestifs (crampes abdominales, nausées et vomissements), mais aussi, en vertu de la réaction immunitaire, des problèmes de peau, des problèmes respiratoires et une chute de pression artérielle susceptible de causer un choc anaphylactique. Les aliments suivants sont responsables de 90 % des réactions allergiques alimentaires : arachides, noix, mollusques et crustacés, poissons, œufs, lait, protéines bovines, soja, blé, sésame. Mais tout autre aliment peut causer une allergie.

Le lait et les produits laitiers, outre leurs effets allergènes possibles, font souvent partie des aliments suspectés, mais la controverse est grande chez les scientifiques en ce domaine. L'intolérance au lactose exige évidemment la renonciation à ces aliments, tout comme l'intolérance au gluten requiert de rejeter tout ce qui contient du blé, du seigle, de l'orge et de l'avoine, mais il faut savoir aussi qu'en cas de problèmes du système respiratoire (incluant rhumes et grippes), il vaut mieux s'abstenir de produits laitiers. Ils empêchent en effet d'évacuer les mucosités en inhibant les mouvements des cils au niveau des bronches.

Les amis du système immunitaire

Heureusement, les amis du système immunitaire sont plus nombreux que ses ennemis. De façon générale, ce sont les légumes et les fruits, mais ces derniers en consommation modérée en raison du sucre qu'ils contiennent. Pour les légumes par contre, presque pas de limites[2] ! Fruits et légumes renferment des vitamines, des minéraux et d'autres substances indispensables au bon fonctionnement du système immunitaire.

Parmi ces substances, on parle de plus en plus fréquemment des antioxydants, surtout en relation avec la prévention du cancer. L'oxydation au niveau cellulaire affaiblit le système immunitaire, ce qui est particulièrement manifeste dans le phénomène du vieillissement. L'organisme fabrique lui-même ses propres antioxydants pour combattre ce qu'on appelle les «radicaux libres» destructeurs. Il en produit à partir de certains nutriments comme la cystéine (un acide aminé), certains minéraux (cuivre, manganèse, sélénium et zinc) et les vitamines du complexe B. Les aliments fournissent également des antioxydants directement à l'organisme : les principaux nutriments fournisseurs sont les vitamines C et E, les caroténoïdes (alphacarotène, bêtacarotène et lycopène), les flavonoïdes, les glutathions, le zinc et le sélénium.

Notre choix d'aliments santé qui stimulent et renforcent le système immunitaire privilégiera donc ceux qui contiennent davantage de ces nutriments. À noter qu'il n'y a pas seulement des fruits et des légumes dans les énumérations ci-dessous, ce qui permet de varier davantage les menus.

Vitamine C : les meilleures sources sont, du côté des fruits, la goyave, la papaye, le kiwi, les agrumes, la mangue, la fraise, la carambole, le cantaloup et l'ananas; du côté des légumes, les

---

2. Évidemment, tout dépend de la condition médicale spécifique. Certains légumes peuvent être contre-indiqués, par exemple les pois, les artichauts et les épinards en cas de goutte, les crucifèracées (famille du chou) après une opération de l'intestin, ou encore les alliacés (ail, oignon, et autres) chez les personnes qui souffrent de reflux gastro-œsophagien.

poivrons, le brocoli, le chou de Bruxelles, la betterave et le chou-rave.

Vitamine E : huiles de germe de blé et de canola, graines de tournesol et de lin, noisettes, céréales complètes, concentré de tomate, noix, œufs de poisson, son de maïs ou de blé, avocat, asperges, épinards.

Caroténoïdes : ce sont des pigments végétaux qui donnent leur couleur à certains fruits et légumes; il y en a plus de 700, mais ce sont surtout l'alphacarotène, le bêtacarotène et le lycopène, réputés pour leur action antioxydante. Le bêtacarotène est un pigment jaune-orangé qui donne sa couleur à la carotte et à la citrouille, tandis que le lycopène est un pigment rouge qui colore la tomate et le poivron rouge. Bien d'autres caroténoïdes se retrouvent dans les fruits et légumes, particulièrement les jaunes et les orangés. Il est à noter que les légumes très verts sont eux aussi riches en caroténoïdes, particulièrement le cresson, le brocoli et l'épinard.

Flavonoïdes : voilà une autre famille de pigments précieux qui colorent les fruits et les légumes et qui ont une action antioxydante bénéfique. Leurs sources principales sont les choux, les oignons et autres alliacés, les laitues et les poivrons.

Glutathions : ce sont des enzymes importantes dans le combat contre les radicaux libres. Les légumes qui en contiennent sont principalement l'asperge, le chou, le chou-fleur, la pomme de terre et la tomate; du côté des fruits, l'avocat, le pamplemousse, l'orange, la pêche et le melon d'eau.

Zinc : la meilleure source alimentaire végétale de cet oligo-élément est le germe de blé; il y en a aussi un peu dans les légumineuses et les graines de citrouille. Côté animal, ce sont les huîtres qui en contiennent le plus.

Sélénium : cet autre oligoélément antioxydant est surtout présent dans la noix du Brésil, qui a par ailleurs des propriétés anti-inflammatoires et antidouleur. Une seule noix fournit l'apport quotidien recommandé.

Les fruits et les légumes ont avantage à être consommés frais et crus, car la cuisson peut détruire certaines substances (entre autres de précieuses vitamines) ou atténuer des propriétés bénéfiques. Le choix de variétés biologiques est par ailleurs un gage de meilleurs bénéfices santé. Cela dit, on ne se privera pas de cuisiner avec des légumes et même des fruits, car même cuits ils conservent des nutriments qu'il serait difficile de retrouver ailleurs. Fruits et légumes se marient harmonieusement avec tant de plats !

Des aliments antiviraux et antibactériens

Certains aliments, encore là des fruits et des légumes surtout, sont de précieux alliés pour combattre directement des affections et faciliter l'autoguérison. Sans dire qu'ils peuvent remplacer complètement les médicaments, nous pouvons affirmer qu'ils aident à en réduire la consommation et à s'en sevrer plus rapidement. Voici donc quelques aliments aux propriétés antivirales ou antibactériennes notables.

Les alliacés (ail, oignon, poireau, échalote, ciboulette) ont des propriétés surprenantes. L'ail est réputé depuis longtemps comme plante capable de combattre les rhumes, les grippes et les bronchites, les rhumatismes, le diabète, les otites, les infections fongiques, les maux de tête, l'herpès, les ulcères et bien d'autres affections. Son efficacité contre les infections respiratoires a été reconnue scientifiquement et quelques études ont démontré ses vertus antifongiques en application topique (externe). On attribue à l'allicine les propriétés thérapeutiques de l'ail, d'où la production de suppléments alimentaires à base d'allicine pour traiter divers problèmes de santé (voir p. 37, *Et les suppléments?*). Il est à noter qu'il faut en consommer pas mal, soit l'équivalent de une à quatre gousses crues par jour, pour obtenir des effets significatifs. Par ailleurs, on recommande de ne pas consommer d'ail en grande quantité immédiatement après une opération en raison d'effets coagulants qui pourraient accroître les saignements. L'oignon est une autre plante de la même famille dont les vertus thérapeutiques, en particulier l'action antivirale et antibactérienne, sont célébrées depuis des siècles. Les variétés rouges et jaunes seraient les plus efficaces.

Voici d'autres légumes capables de faire la lutte aux virus, donc de faciliter la guérison naturelle d'affections virales : le raisin rouge, les haricots secs, le maïs et les noix. Le champignon shiitake a de son côté des propriétés immunostimulantes remarquables, ce qui explique l'usage abondant qu'on en fait en médecine traditionnelle chinoise. Son action thérapeutique est due au lentinan qu'il renferme, dont on a fait un médicament destiné à soutenir le système immunitaire des cancéreux et des sidéens.

Par ailleurs, la liste des aliments capables de combattre diverses infections est imposante. Outre l'ail et l'oignon, dont il a été question précédemment, citons les algues, le bleuet (infection des yeux), le brocoli, la canneberge, la cannelle (en application externe), la carotte, le curcuma, la framboise (infections urinaires), le gingembre, les haricots frais, l'orange, le persil, le poivron, le radis et le clou de girofle. Ce dernier contient de l'eugénol (il y en aussi dans le piment de la Jamaïque et dans la cannelle giroflée), une substance aux propriétés antiseptiques que les dentistes utilisent abondamment en chirurgie dentaire. Mentionnons enfin le yogourt comme aliment bénéfique favorisant l'autoguérison, car ses lactobacilles ont pour effet de stimuler les bactéries bienfaisantes et de détruire celles qui sont nocives. Les yogourts dits « probiotiques » seraient les plus efficaces sur ce plan, protégeant le tube digestif de certains agents pathogènes et combattant l'inflammation dans l'intestin. S'apparente au yogourt le kéfir, un mélange de levures et de bactéries fermenté dont on tire une boisson.

Des aliments anti-inflammatoires et analgésiques

L'action anti-inflammatoire de certains aliments est un autre atout pour l'autoguérison, tout comme les propriétés analgésiques de quelques autres. La réduction de la douleur est en effet une stratégie légitime qui permet notamment de libérer l'esprit de l'angoisse et du sentiment d'inconfort qui caractérisent la souffrance.

Du côté anti-inflammatoire, j'ai déjà mentionné le yogourt, l'ail, l'oignon et le curcuma, mais il y en a beaucoup d'autres, dont tous ceux qui contiennent des acides gras oméga-3. Les principales sources alimentaires d'oméga-3 sont les graines de lin, les huiles de lin, de canola, de soja et de noix, ainsi que les poissons gras.

Les oméga-3 ne sont pas les seules substances anti-inflammatoires dans les aliments. La broméline, qu'on retrouve principalement dans l'ananas, inhibe la production des prostaglandines qui causent l'inflammation; et comme elle agit aussi favorablement sur le système immunitaire, elle est précieuse. De là une grande partie de la réputation de l'ananas comme aliment santé de premier ordre.

Sur le front analgésique, il convient de mentionner l'utilité du piment rouge, qui compte plusieurs variétés. Il contient de la capsaïcine, un composé qui a pour effet de provoquer la libération d'endorphines par l'organisme. Or, les endorphines, c'est de l'opium naturel, l'anesthésique naturel du corps. La noix du Brésil et les graines de tournesol peuvent également faire office d'analgésiques.

Un régime alimentaire approprié

Quel que soit le problème dont nous souhaitons nous guérir, il convient d'adopter un régime alimentaire approprié aux circonstances et à l'évolution de notre état de santé. En général, en cours de maladie ou à la suite d'une opération, nous avons moins d'appétit. Manger moins, mais pas au point de jeûner, est alors normal. Il ne faut pas se forcer pour manger, mais il faut quand même assurer à son organisme un minimum de protéines et de calories. Les aliments mentionnés précédemment, auxquels on ajoutera un peu de viande (blanche, de préférence) ou de poisson, suffisent pour offrir tous les nutriments requis.

Boire fréquemment – on parle d'un minimum de six à huit grands verres d'eau (ou d'un autre liquide) par jour –

s'impose. Les jus frais pressés et les jus de légumes (vive le mélangeur ou l'extracteur de jus!) peuvent remplacer l'eau avantageusement, d'autant plus qu'ils sont bourrés d'éléments nutritifs. Évitez autant que possible les jus en conserve, trop salés ou trop sucrés, et bourrés d'additifs chimiques.

Certains plats peuvent apporter un certain réconfort sur le plan psychologique. Par exemple, le bouillon de poulet maison est un bon remède de grand-mère en cas de rhume ou de grippe. On pense que son effet bénéfique est dû à la cystéine du poulet, un acide aminé qui aurait des vertus thérapeutiques. Mais qu'importe si le réconfort est là et, surtout, si on a incorporé au bouillon des aliments sains, par exemple de la carotte râpée, un peu de riz ou de couscous, et du persil frais.

Les infusions ou tisanes ont aussi de légendaires effets bénéfiques. Le thé vert, bien entendu, à cause de ses propriétés antioxydantes, mais aussi nombre d'infusions faites de plantes médicinales bienfaisantes : camomille (antispasmodique, anti-inflammatoire, analgésique et antiseptique), échinacée (antibiotique et antivirale), eucalyptus (décongestionnant et antiseptique), gingembre (anti-infectieux), menthe poivrée (analgésique), etc. Faites vous-même vos propres mélanges et ajoutez-y du citron, chargé de vitamine C antioxydante capable de réveiller le système immunitaire.

Il vaut mieux renoncer – ou du moins en diminuer la consommation – aux stimulants pour favoriser l'autoguérison. Ici, on parle naturellement du café, mais aussi du thé noir et du coca-cola (qui contiennent de la caféine), et de l'alcool. Fumer est fortement déconseillé.

Attention aux mélanges d'aliments et de boissons avec des médicaments! L'alcool ne fait généralement pas bon ménage avec la plupart des médicaments, mais il y a aussi des aliments très sains auxquels il vaut mieux renoncer si on prend certains médicaments. C'est le cas du pamplemousse, même en jus frais ou congelé.

Curieusement, ce fruit peut causer des effets graves si on le consomme avec certains médicaments. Il contient des substances qui peuvent compromettre l'assimilation de ceux-ci, causant des réactions indésirables graves, parfois mortelles. Un seul verre de jus de pamplemousse peut entraîner l'effet indésirable, qui peut durer jusqu'à trois jours ou davantage. Les effets varient selon les personnes, les médicaments et le mode de préparation du jus. Les médicaments en cause sont ceux qui sont prescrits pour les affections suivantes : angine de poitrine, cancer, dépression, reflux gastro-intestinal, hypercholestérolémie, infections, rejet d'un greffon, anxiété, convulsions, dysfonction érectile, hypertension artérielle, VIH/sida, rythme cardiaque irrégulier et problèmes psychotiques. Le tangelo, un hybride de pamplemousse, peut également interagir avec certains médicaments. Heureusement, la plupart des autres agrumes, comme le citron, la lime, l'orange et la tangerine, sont considérés comme étant sans danger.

Renseignez-vous sur les contre-indications alimentaires de vos médicaments, soit en consultant le pharmacien soit en lisant attentivement les notices qui accompagnent les médicaments sur ordonnance.

Un dernier mot à propos du régime alimentaire favorisant l'autoguérison, évitez les changements de régime trop brusques pendant que vous êtes malade ou après une opération. Même si une alimentation végétarienne peut être recommandée, évitez de passer à un tel régime si vous êtes habitué à manger de la viande. Réduisez plutôt votre consommation de viande et augmentez la quantité de légumes. N'essayez pas trop de nouveaux aliments, car, même sain, un aliment inconnu peut causer quelques problèmes le temps que l'organisme s'y adapte. Or, ce dernier a besoin de toute son énergie pour la guérison.

Et les suppléments ?

Les suppléments alimentaires peuvent-ils favoriser l'auto-guérison ? C'est une question qu'on ne peut trancher. Chose certaine, les effets miracles n'existent pas. Et il n'y a souvent aucune preuve scientifique qu'un produit de santé dit naturel, vendu en comprimés, en teinture ou sous une autre forme, puisse être efficace. Reste l'effet placebo ! La croyance qu'un produit puisse aider est un facteur positif, à condition que le produit ne produise pas d'effets secondaires ou ne soit pas contre-indiqué en raison d'une interaction avec des médicaments.

La plupart des substances bénéfiques que contiennent les aliments se retrouvent sous forme de produits de santé naturels. Ils sont souvent plus concentrés, donc allégués plus efficaces, mais outre que des comprimés n'ont rien de savoureux, ils associent rarement une pluralité de nutriments complémentaires comparable à ce qu'on retrouve dans les aliments frais. Il est toutefois compréhensible que, plutôt que de manger quatre gousses d'ail cru par jour pour soigner un rhume, beaucoup préfèrent de l'extrait d'ail qui leur permet d'obtenir la dose d'allicine équivalente requise. On trouve aussi de la broméline sur le marché des produits naturels, cette enzyme que renferme l'ananas et dont l'effet anti-inflammatoire est reconnu. La broméline serait particulièrement efficace pour diminuer l'inflammation consécutive à une chirurgie.

Les produits de santé naturels les plus recommandables dans une perspective d'autoguérison sont surtout ceux qui renforcent le système immunitaire. On parle principalement de l'échinacée, de l'ail, des probiotiques, du ginseng et de la vitamine C. L'échinacée est quasiment devenue la plante miracle pour soigner un rhume, une grippe ou un mal de gorge. Il semble bien qu'elle soit efficace, en teinture ou en comprimés, mais on peut douter de ses effets préventifs à long terme. Autrement dit, prendre de l'échinacée régulièrement ne garantit pas que vous serez immunisé contre tous les virus du rhume ou de la grippe. Par contre, aux premiers signes d'un rhume ou d'une grippe, ou si votre entourage est atteint, elle constitue un premier rempart appréciable. Le ginseng serait, lui, efficace contre la fatigue et pourrait exercer une action bénéfique contre la grippe.

Faut-il prendre des multivitamines et des minéraux pour guérir plus rapidement ? Normalement, une bonne alimentation, avec beaucoup de légumes, devrait suffire à fournir tous les nutriments requis pour mobiliser le système immunitaire contre les maladies. Si un supplément de vitamine C peut être recommandable, il n'est pas du tout certain qu'une pluralité de vitamines et minéraux soit bénéfique. Les multivitamines qui contiennent l'équivalent des apports nutritionnels recommandés sont réputés sans danger pour la santé, mais pourquoi dépenser de l'argent pour des comprimés sans goût, alors que des plats délicieux peuvent offrir tous les nutriments requis ?

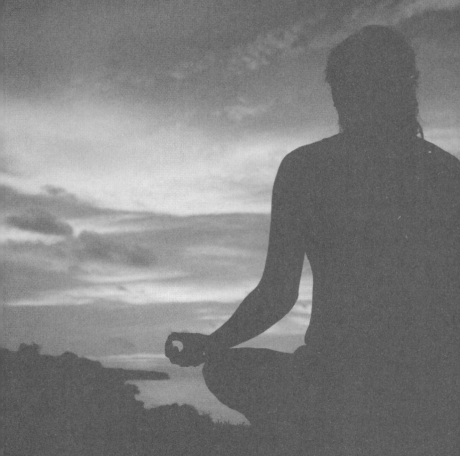

3

Le contrôle du stress

Le stress est un mécanisme naturel de défense, mais il devient générateur de problèmes de santé quand il perdure en l'absence de stimulus direct. Autrement dit, nous sommes faits pour réagir efficacement à des situations menaçantes, mais quand la réaction de tension subsiste même après que la danger a disparu, notre système s'en trouve perturbé et déséquilibré. Le stress est ainsi à la source de bien des maladies – certains vont jusqu'à dire qu'il pourrait être un facteur dans le développement de cancers – et la maladie elle-même engendre du stress.

On sait aussi que le stress affaiblit le système immunitaire : en situation de stress, les glandes surrénales sécrètent du cortisol, une hormone qui inhibe la production de cytokines, des protéines qui jouent un rôle dans la régulation de la réponse immunitaire. Et quand le stress est répétitif ou chronique, la personne est ainsi plus vulnérable aux virus et infections de toutes sortes, et elle met aussi plus de temps à guérir.

Toute personne malade ou dont l'état de santé laisse à désirer doit envisager de lutter contre le stress sur trois fronts. Aménager son environnement de sorte qu'il soit le moins stressant possible, pratiquer des techniques de détente ou de relaxation, essayer d'éliminer les causes plus profondes du stress.

L'environnement immédiat

Tout le monde sait que le corridor des urgences à l'hôpital n'est pas le meilleur endroit pour se rétablir. Le va-et-vient, le bruit, la proximité des autres patients, la fébrilité ambiante, l'attente, la difficulté d'avoir des réponses à ses questions, tout cela aggrave l'anxiété inhérente au problème de santé. Les autorités médicales préconisent pourtant la tranquillité et le silence aux abords des hôpitaux. Le calme, un éclairage tamisé, le confort d'un bon lit (ou d'un fauteuil), la chaleur (mais pas excessive) ont toujours favorisé l'autoguérison. Pour guérir plus vite ou se rétablir plus rapidement d'une opération, il faut habituellement interrompre ses activités courantes, surtout si elles sont trépidantes. Et l'entourage (les enfants, en particulier) doit comprendre qu'il ne faut pas s'agiter autour d'un malade ou d'un convalescent.

Dans la mesure du possible, les activités seront reposantes, agréables, divertissantes. Lecture, télévision, artisanat, passe-temps variés qui requièrent peu d'énergie… C'est le temps de prendre du bon temps pour se donner les meilleures chances.

Il est sage aussi de se renseigner sur son problème de santé pour chasser les idées noires. Plusieurs maladies sont souffrantes sans pour autant être graves. Or, la douleur engendre la peur, laquelle ne peut qu'exacerber le stress qui ralentit le processus d'autoguérison. Se renseigner, ce n'est pas uniquement consulter des ouvrages ou des sites Internet, c'est aussi poser des questions aux professionnels de la santé qui connaissent votre cas.

La relaxation

Le stress provoque des symptômes qui peuvent se confondre avec ceux de bien des maladies : raideur musculaire, sensation de nerfs coincés, gestes saccadés et mal coordonnés, crispation, raideur de la nuque, maux de tête... L'esprit lui-même peut se percevoir tendu, braqué sur les pensées négatives ou la peur.

Heureusement, il y a plusieurs méthodes et techniques pour réduire cette tension et mieux la maîtriser. Yoga, massages, réflexologie, hydrothérapie, digitothérapie, biofeedback, training autogène, hypnose ont tous pour effet, même s'ils peuvent viser d'autres objectifs, de détendre le corps et, par extension, l'esprit. Ces méthodes requièrent un apprentissage ou des services professionnels, mais il y a des principes de base qu'il est facile d'appliquer seul, à la maison et même où que l'on se trouve.

LA RESPIRATION

Le premier de ces principes, c'est la maîtrise de la respiration. Tous les experts s'entendent pour dire qu'une bonne respiration est la clé de toute technique antistress. C'est que, sous le coup du stress, nous changeons notre manière de respirer. Nous nous crispons, ce qui réduit le flux d'oxygène et risque d'aggraver la sensation de mal ou de malaise. De façon générale, il faut se concentrer sur sa respiration pour en réduire le rythme et la faire passer du haut de la poitrine vers l'abdomen. Il s'agit de bien inspirer par le nez, lentement, profondément et régulièrement. L'exercice permet de relâcher les tensions du corps et d'atténuer la sensation d'inconfort ou de douleur.

EXERCICE DE RESPIRATION

PROFONDE ÉLÉMENTAIRE

❀ Assoyez-vous confortablement en veillant à poser vos pieds bien à plat sur le sol.

❀ Desserrez vos vêtements, tout particulièrement à la taille et autour de l'abdomen.

❀ Posez les mains sur les cuisses.

❀ Respirez lentement par le nez en comptant jusqu'à 4 et en regardant votre ventre se gonfler. Vous pouvez poser une main sur votre ventre pour mieux percevoir le mouvement.

❀ Retenez votre respiration un petit moment, puis expirez par la bouche.

LA RELAXATION DU CORPS

La relaxation du corps a des effets certains sur l'anxiété inhérente à une condition souffrante ou à une maladie. L'état de faiblesse ou de passivité peut induire une prédisposition au relâchement des tensions, mais il vaut la peine de s'assurer consciemment que le corps est détendu au maximum. Un bon exercice de relaxation permet normalement de diminuer l'activité du système nerveux, la consommation d'oxygène, le rythme cardiaque et la tension musculaire d'une part, d'augmenter le flux sanguin dans les muscles et la résistance de la peau d'autre part.

On s'entend généralement sur trois conditions de base qui vont favoriser la relaxation du corps :

❀ un environnement calme,
❀ une position confortable,
❀ une attitude positive (faire preuve de confiance).

Toutes les techniques de relaxation physique reposent sur une alternance de contraction et de décontraction musculaire. La séquence se déroule comme suit :

1. contraction d'un groupe de muscles pendant un certain temps,
2. concentration sur la sensation des muscles contractés,
3. décontraction du groupe de muscles,
4. concentration sur la sensation des muscles décontractés.

La séquence est appliquée progressivement à tous les muscles du corps.

Voici, de façon plus pratique, une technique élémentaire[3] :

1. Étendez-vous confortablement sur le dos, dans un endroit calme, et si possible l'estomac vide. Relâchez vos vêtements, enlevez vos chaussures.
2. Respirez calmement et profondément par le nez en rentrant le nombril.
3. Pointez les orteils et étirez-les le plus loin possible.

---

3. Les exercices suggérés ne doivent pas causer de douleur ou de fatigue. Il s'agit de se détendre, pas d'aggraver sa condition ou de prendre des risques.

4. Gardez-les dans cette position quelques secondes, puis relâchez-les.

5. Faites de même avec vos chevilles, puis remontez progressivement de groupe musculaire en groupe musculaire (mollets, cuisses, bassin, etc.).

6. Complétez l'exercice avec les muscles du visage.

Il est important de vous concentrer au maximum sur chaque groupe musculaire. Vous pouvez aussi commencer par le haut ou les membres supérieurs (les poings, les biceps, les triceps, le front, les paupières, les mâchoires, etc.).

Pratiquez cette technique au moins 20 minutes deux fois par jour. Vous en ressentirez alors les effets prolongés.

La relaxation musculaire peut être passive plutôt qu'active. C'est-à-dire qu'au lieu de tendre et détendre successivement chacun des groupes musculaires, il suffit de vous concentrer sur chaque groupe jusqu'à ce qu'il soit détendu parfaitement. Avec un peu d'entraînement, il est ainsi possible d'arriver à détendre chaque groupe musculaire sans avoir à le contracter au préalable.

L'AUTOMASSAGE

Si vous ne pouvez vous faire masser, vous pouvez le faire vous-même dans un but de relaxation. Voici quelques exercices faciles à exécuter sur soi-même. Il importe, avant d'y procéder, de relâcher au maximum les bras, les mains et les poignets. Chaque exercice devrait durer de trois à cinq minutes. Relaxez vos mains et vos bras après chaque exercice.

Tête

Posez vos mains de chaque côté de votre tête, les doigts écartés, les pouces sur les côtés de la nuque, derrière les oreilles.

Pressez, puis relâchez et massez-vous le crâne avec les doigts en exécutant des mouvements circulaires.

Nuque

Dans la même position, inspirez bien, puis inclinez la tête vers l'avant. Vous devez ressentir la tension dans les muscles de votre nuque.

Placez vos mains à la base de votre nuque. Appliquez une pression en remontant, puis en redescendant.

Front et tempes

Posez vos doigts de part et d'autre de votre front, les pouces sur vos tempes. Faites des pressions sur vos sourcils, puis déplacez vos mains graduellement vers vos tempes et autour de vos oreilles jusqu'aux lobes de ces dernières.

Épaules

Posez vos mains sur vos épaules, les doigts pointés vers le dos, et faites pression. Inclinez la tête vers l'avant et expirez, puis ramenez la tête vers l'arrière. Répétez trois fois.

Posez votre main droite sur votre épaule gauche et pressez là où la nuque se termine. Relâchez et pressez de nouveau. Répétez plusieurs fois de chaque côté.

Poitrine

Pliez les coudes et posez vos mains sous vos aisselles, quatre doigts sur votre poitrine et le pouce à l'arrière, sur le dos. Du bout des doigts, massez les muscles de votre poitrine.

Pliez les poings et tambourinez doucement avec vos jointures sur votre sternum.

Placez votre main droite sous votre bras gauche, le bout de vos doigts sous l'aisselle et le pouce sur votre poitrine, vers le haut. Massez cette région. Répétez en changeant de côté.

Dos

Assoyez-vous sur un banc (sans dossier) et placez vos mains dans votre dos à la hauteur de la taille, les pouces devant. Montez et descendez en pressant les muscles autour de votre colonne à l'aide du bout de vos doigts. Fermez les poings, puis tambourinez sur le bas du dos.

Ventre

Assoyez-vous sur une chaise et saisissez votre taille, les doigts écartés sur le devant et le pouce derrière. Massez en imprimant des mouvements circulaires.

Retournez vos mains pour que vos pouces se trouvent devant, appuyés sur le bas du ventre, tandis que les autres doigts descendent sur vos hanches. Exécutez des mouvements circulaires de pression.

Joignez les mains sur votre ventre, puis remontez-les en massant le ventre et redescendez.

Mains

Saisissez votre main gauche avec la droite, le pouce par-dessus, les autres doigts en dessous. Massez la paume en mouvements circulaires à l'aide du pouce. Changez de main.

Pieds

Saisissez un pied avec vos deux mains de façon que les pouces se trouvent sous le pied et les autres doigts sur le dessus. Massez. Changez de pied.

Bien entendu, si vous pouvez avoir un partenaire capable de vous masser, ce sera encore mieux, car il pourra atteindre bien des régions moins accessibles pour vous, en particulier la nuque, les omoplates, le milieu et le bas du dos, et l'arrière des jambes. Il pourra avoir recours à l'une des quatre techniques de base suivantes :

Effleurement

Peut être effectué avec les paumes ou les pouces. Les paumes sont placées côte à côte et servent à frotter lentement, avec peu de pression. Les pouces, rapprochés, servent surtout, par des petits mouvements circulaires faits en alternance, à détendre des muscles noués.

Pétrissage

Il s'agit de mouvements de torsion destinés à amollir certaines zones où les fibres musculaires apparaissent nouées. Pouces et doigts soulèvent et compriment le muscle.

Tambourinage

Cette technique est dite de percussion. Elle favorise la circulation et stimule les terminaisons nerveuses. Le masseur applique de faibles coups du tranchant de chaque main en alternance. Le mouvement doit être rapide et régulier pendant quelques minutes, sans trop de pression.

Mains en coupe

C'est une autre technique de percussion. Les doigts sont repliés de façon que les mains forment une sorte de coupe. Il s'agit de créer un vide qui permettra aux mains d'agir comme ventouses ou pompes aspirantes. Chaque main se pose en alternance sur la peau, ce qui permet d'aspirer le sang et de procurer un effet revigorant.

Si vous n'avez pas de partenaire qui puisse exécuter ces mouvements, sachez qu'ils peuvent être reproduits par des appareils ou des accessoires. On trouve des accessoires de massage dans les pharmacies, les boutiques de sport et même les magasins de bric-à-brac. Les plus simples sont des objets munis d'une poignée et de boules, mobiles ou non. Il suffit de les appliquer sur le corps, avec plus moins de pression, pour exercer un effet de frottement. Vous pouvez avoir recours à des instruments plus sophistiqués (mais aussi plus dispendieux), qui fonctionnent à l'électricité. Ils peuvent stimuler le corps grâce à des vibrations, à la lumière ou au son, ou à une combinaison de ces éléments. Certains modèles sont de véritables machines qui servent de lit ou de fauteuil. Il est important de bien connaître le mode d'emploi de ces appareils. Renseignez-vous auprès d'un spécialiste (un thérapeute, pas le vendeur) avant de faire l'acquisition d'un appareil de massage électrique.

LA VISUALISATION

Les techniques de respiration et de relaxation du corps ont aussi des effets apaisants sur l'esprit. Mais nous pouvons agir directement sur l'esprit par d'autres méthodes.

L'esprit peut produire des situations imaginaires qui ont un effet physique réel. C'est évident dans l'hypnose, où la suggestion provient de l'extérieur, mais l'autosuggestion par visualisation, ou ce que l'on appelle l'imagerie dirigée, peut être aussi efficace, sinon davantage du fait qu'elle procède de la volonté même du sujet. Et elle est particulièrement utile pour développer une attitude positive face à la maladie ou à la souffrance.

Pour obtenir un effet apaisant maximal, on trouve deux approches opposées. La première cherche à développer des images contrastant avec les situations ou les objets qui causent l'anxiété. Il s'agit alors de détourner l'esprit de ses préoccupations angoissantes. Pensez à un décor ou à un environnement agréable, par exemple, où va se dérouler un scénario dans lequel les images plairont à vos sens : vous pouvez ainsi imaginer de beaux paysages, des couleurs que vous aimez, des parfums exquis, des sons réjouissants et même des contacts physiques rassurants.

La seconde approche part de la situation anxiogène elle-même, que l'esprit transforme en une image de plus en plus inoffensive. Par exemple, vous imaginez ce qui vous fait souffrir comme un gros objet qui diminue de taille graduellement jusqu'à devenir invisible. Ou encore la douleur se situe au point le plus élevé sur une échelle et, petit à petit, l'esprit va abaisser ce point jusqu'à un niveau beaucoup plus supportable. Autre exemple, vous imaginez votre mal comme une lourde pierre que vous soulevez pour la transporter ailleurs, hors de vue.

Il est préférable d'être déjà détendu physiquement au moment d'entreprendre une séance de visualisation. Les exercices de respiration profonde et de relaxation musculaire décrits précédemment peuvent procurer cet état de détente nécessaire. Vous pouvez enregistrer vous-même votre scénario, ou encore le faire enregistrer par une de vos connaissances dont la voix vous est agréable et invite au calme.

Choisissez un endroit où vous ne serez pas dérangé et mettez-vous bien à l'aise. L'obscurité ou un éclairage tamisé peut favoriser la concentration. Mettez du mouvement dans votre scénario. C'est un film qui est projeté dans votre tête, c'est du cinéma que vous vous faites.

LA MÉDITATION

Un psychologue montréalais, Vincent Paquette, a montré que l'expérience mystique chez des religieuses cloîtrées induisait un état de grande paix intérieure. Or, le mysticisme est fait pour une grande part de méditation, en vue de la communication avec Dieu. Le chercheur signalait que l'activité électrique du cerveau des carmélites qu'il a étudiées était parfaitement régulière, tout à fait à l'opposé de l'activité chaotique que l'on observe dans le cerveau des déprimés. C'était là un argument de taille en faveur de la méditation comme moyen d'apaisement et de rééquilibrage des fonctions neurologiques perturbées en cas de dépression.

On reconnaît depuis longtemps les bienfaits apaisants de la méditation non seulement sur le cerveau mais sur tout le corps, indépendamment de la dimension religieuse. C'est ainsi qu'on a observé que la méditation fait ralentir la respiration, la consommation d'oxygène, le rythme cardiaque et le taux de lactates dans le sang (lequel a tendance à augmenter avec le stress et la fatigue), et augmenter la résistance de la peau au courant électrique et l'activité alpha du cerveau, un signe de relaxation.

Il y a plusieurs méthodes de méditation, dont l'accessibilité est variable. Certaines exigent un silence total, d'autres préconisent l'usage de mantras ou encore de divers symboles reliés à une croyance. On peut également méditer en fixant la flamme d'une bougie ou un point à l'horizon. Certaines méthodes recommandent des postures plus ou moins confortables, alors que d'autres préconisent le plus grand confort. Leur maîtrise exige parfois des connaissances approfondies des valeurs culturelles qu'elles véhiculent et qu'il peut être difficile d'assimiler.

Heureusement, les méthodes de méditation se sont adaptées au monde occidental et l'aspect rébarbatif qu'elles pouvaient avoir s'est progressivement résorbé. La méditation n'évoque plus l'image d'un quelconque gourou en transe et seul au sommet d'une montagne, mais plutôt celle d'un individu chez lui, en paix avec lui-même et parfaitement connecté avec le monde qui l'entoure.

Il est possible de méditer n'importe où, n'importe quand et dans n'importe quel environnement, mais il est préférable d'opter pour des conditions idéales, surtout si vous débutez. En ce cas, choisissez un endroit tranquille où vous ne risquez pas d'être importuné. La durée d'une séance de méditation est d'environ trente minutes. Débranchez tous les appareils susceptibles de se déclencher automatiquement pendant votre séance.

Optez pour un moment de la journée où vous êtes bien disposé. Il est inutile d'entamer une séance de méditation si vous avez sommeil, si vous êtes trop fatigué ou si vous ressentez trop de douleur. Méditer exige de bonnes dispositions. Sans cette condition, vous risquez de ne pas obtenir les résultats souhaités. Vous devez également être parfaitement à l'aise dans vos vêtements.

La position importe peu, le but étant d'atteindre un maximum de concentration. Vous pouvez, si vous le désirez, méditer lors d'une marche en forêt ou dans tout autre endroit calme. Vous pouvez même utiliser un baladeur si vous choisissez de méditer sur fond musical. Si vous débutez, il est conseillé d'adopter une des deux positions suivantes : prenez place dans un fauteuil confortable, les bras et les jambes allongés, ou étendez-vous sur un tapis posé sur le sol, les bras allongés le long du corps. Dans les deux cas, vous devez avoir le dos bien droit et ne jamais croiser les jambes ou les bras. Une position de ce type empêcherait l'énergie de bien circuler.

Il est possible que vous ressentiez un certain inconfort lors de vos premières séances. C'est normal et les légers symptômes qui se manifesteront disparaîtront au fur et à mesure que vous maîtriserez la méthode. Évidemment, la conviction de réussir est essentielle. Si vous êtes sceptique au départ, les chances d'obtenir les résultats souhaités sont bien minces.

Il est important que vous méditiez chaque jour, ce qui devrait être facile si vous êtes au repos ou en convalescence. L'idéal est de réserver le même moment chaque jour, peut-être en commençant par de courtes séances, quitte à arriver à une trentaine de minutes plus tard.

La méditation exige un abandon de l'esprit, une attitude passive qui laisse au vestiaire tout jugement critique. Si votre esprit vagabonde, laissez-le aller. Essayez simplement de concentrer votre attention sur un objet, ce qui empêchera votre esprit d'être assailli par toutes sortes de stimuli.

Pour méditer à l'aide d'un mantra, choisissez un mot (dont vous connaissez le sens ou non, peu importe), que vous répéterez sans cesse au rythme de votre respiration. Certaines musiques jouent le rôle du mantra, par leur rythme et la répétition d'un motif. Vous pouvez aussi méditer en vous concentrant uniquement sur votre respiration, par exemple en comptant les inspirations et les expirations.

L'élimination des causes profondes du stress

Il est possible que ce soit le stress qui vous ait rendu malade ou souffrant. On sait qu'il y a un lien direct entre le stress et des maladies comme la dépression, l'épuisement profession-nel et la fibromyalgie, ainsi qu'avec la plupart des troubles de l'anxiété. Et on sait que ces états peuvent entraîner, par effet de somatisation, des problèmes physiologiques réels, comme des troubles digestifs, des douleurs de type rhumatismal, des migraines ou des céphalées. Sans compter une plus grande vulnérabilité aux agents infectieux, tel que je l'ai mentionné au début de ce chapitre.

Il vaut la peine alors, sinon de suivre une psychothérapie (qui peut être d'un grand secours), du moins de chercher les sources les plus évidentes du stress et de s'efforcer de les éliminer. Le mode de vie, le travail et les relations avec les autres sont habituellement les facteurs les plus importants. Évidemment, ce n'est pas le moment, quand on est malade, de faire des changements radicaux, car ils seront porteurs de stress et nécessiteront une période d'adaptation qui ne convient guère à la guérison d'une maladie ponctuelle. Mais rien n'empêche d'y réfléchir, de faire des projets, de faire son autoévaluation en quelque sorte et de prendre des résolutions pour le jour où, physiquement et moralement, on se sentira d'attaque pour procéder aux changements envisagés.

4

L'exercice physique, oui mais...

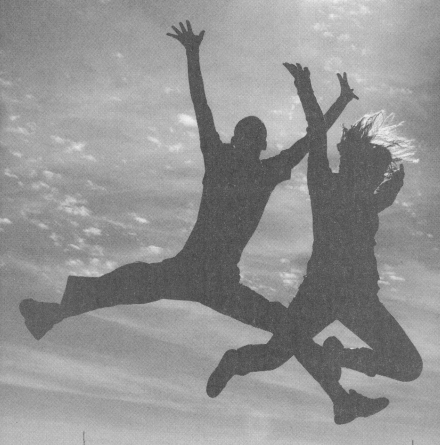

$\mathcal{E}$n cas de maladie, nous éprouvons un besoin naturel de cesser toute activité. L'organisme a besoin de repos et de temps pour guérir. Par contre, nous pouvons avoir été blessés à un endroit de notre corps, mais rien ne nous empêche de faire travailler physiquement les autres parties. Les personnes qui souffrent de maladies chroniques peuvent également faire de l'activité physique. Parfois elles deviennent totalement inactives quand la douleur se manifeste, puis elles se lancent dans des activités effrénées au moindre répit, ce qui généralement aggrave leur état.

On a longtemps déconseillé l'activité physique aux personnes atteintes de rhumatismes ou d'arthrite, de peur que l'exercice ne détériore davantage les articulations et les muscles, mais chercheurs et spécialistes se sont rendu compte que, au contraire, l'activité physique pouvait, à force de régularité, soulager et atténuer les douleurs chroniques. On ne parle pas de guérison ici, mais d'une amélioration d'un état de santé souffrant et dérangeant.

Un des grands avantages de l'exercice physique est son effet bénéfique sur le système immunitaire. Les scientifiques pensent que, en améliorant la circulation sanguine, l'exercice permet aux cellules immunitaires de circuler plus facilement aussi, ce qui aide à combattre plus efficacement tout ce qui pourrait menacer l'intégrité de l'organisme. Des études ont également montré que l'exercice physique régulier peut prévenir le déclin des fonctions immunitaires chez les personnes âgées.

Attention ! Activité physique ne signifie pas nécessairement sport ou programme d'entraînement. Il y a de multiples façons de bouger, d'être actif physiquement, à commencer par la plus simple des activités : marcher. Monter des escaliers, danser, bricoler, jardiner sont aussi des activités physiques. Faire du yoga également. Ou encore de la natation. La pratique intensive d'un sport peut avoir cependant l'effet contraire. Outre qu'elle peut provoquer des blessures (musculaires et osseuses) ou des malformations, elle cause de nouveaux stress et pourrait même favoriser les infections. On a d'ailleurs établi un lien entre le surentraînement et la vulnérabilité aux infections respiratoires chez des coureurs de marathon.

Donc, l'activité physique optimale pour favoriser l'autoguérison doit être modérée. Toute reprise d'activité physique après une interruption plus ou moins longue doit également être progressive et, autant que possible, équilibrée. Le cardiovasculaire, mais aussi le musculaire !

L'activité physique cause généralement un peu de douleur quand on débute, mais c'est justement à cause de cette douleur qu'elle peut être efficace contre d'autres douleurs. Pour surmonter la douleur qu'engendre un exercice nouveau, le corps sécrète des hormones qui ont un effet antidouleur et anti-inflammatoire. Le cerveau sécrète, quand le corps est très actif, des endorphines, substances qui s'apparentent à la morphine par leurs propriétés analgésiques. Ces substances diminuent aussi l'anxiété.

L'activité physique constitue par ailleurs un dérivatif, c'est-à-dire un moyen de se concentrer sur une autre chose que la maladie ou la souffrance. Là, c'est un effet psychologique qui joue.

L'exercice physique est particulièrement indiqué contre les douleurs des articulations en dégénérescence. Bon nombre de techniques d'étirement et d'assouplissement contribuent à diminuer la raideur qui caractérise les douleurs articulaires. Il produit également de la chaleur en divers points du corps. Or, la chaleur a des effets sédatifs sur la douleur.

Activité physique générale

Un programme régulier d'activité physique, incluant des exercices de force et d'endurance, peut aider à combattre la douleur chronique et à récupérer plus rapidement d'une maladie ou d'un accident. Naturellement, on s'abstiendra de tout exercice qui intensifie une douleur localisée. L'important est de faire travailler le maximum de parties du corps tout en respirant bien et en restant détendu. Le programme comportera des exercices d'étirement, d'assouplissement, de renforcement musculaire (avec des poids ou non) et d'augmentation du rythme cardiaque.

Outre l'importance de faire travailler tout le corps, la régularité est une condition essentielle pour en profiter. Cela signifie tous les jours et, si possible, plus d'une fois par jour.

Voici quelques conseils qui peuvent s'appliquer à la plupart des activités physiques :

❁ Choisissez une tenue ample qui ne serre pas et ne gêne pas les mouvements.

❀ Échauffez-vous graduellement avant de faire des exercices plus exigeants. Il est important d'avoir chaud, quitte à suer un peu.

❀ En hiver, ou quand il fait froid dehors, méfiez-vous des refroidissements. Si vous avez sué abondamment et que vous vous arrêtez, il est possible que vous ayez froid. Rentrez au chaud et changez-vous tout de suite.

❀ Allez-y progressivement dans l'effort. Attention aux défis de type sportif! Il ne s'agit ni de battre des records, ni d'obtenir un look parfait, ni d'être à la mode, ni de risquer des accidents (musculaires ou autres). Faites des pauses au besoin.

❀ Autant que possible, sortez en plein air pour faire de l'activité physique et choisissez un environnement agréable (non pollué).

❀ Si vous trouvez la discipline d'une routine d'exercices trop exigeante, trouvez-vous un ou des partenaires, ou optez pour des activités qui comportent un aspect ludique (si vous aimez le jeu).

❀ Profitez des exercices pour bien respirer.

Attention! Avant d'entreprendre un programme de remise en forme physique après une maladie ou un accident, parlez-en à votre médecin. Il est possible qu'il vous dise d'attendre encore un peu même si vous vous sentez prêt, ou de ne faire que certains exercices. L'avis du médecin est important si vous souffrez de diabète, ou d'une maladie cardiaque, pulmonaire ou rénale. Si vous souffrez de douleurs chroniques (arthrite ou arthrose, maux de tête, maux de dos par exemple), il est important que vous sachiez si certains exercices du programme ne sont pas contre-indiqués, même si, apparemment, ils n'aggravent pas vos douleurs.

Exercices d'étirement

Voici quelques exercices d'étirement faciles à faire qui peuvent vous aider à retrouver graduellement la forme.

- Assoyez-vous et écartez les genoux en joignant le dessous des pieds. Penchez-vous vers l'avant en gardant le haut du corps bien droit (le mouvement part des hanches). Gardez cette position 30 secondes.

- Assoyez-vous et étendez la jambe droite, puis repliez la jambe gauche de façon que le talon touche la face interne de la cuisse droite. Efforcez-vous de saisir votre cheville droite. Servez-vous d'une serviette si vous n'y parvenez pas.

- Étendez-vous sur le dos, les mains croisés sur le torse et les genoux relevés. Redressez la tête 5 à 10 secondes.

- Étendez-vous sur le dos, mains derrière la nuque et genoux relevés. Faites passer une jambe par-dessus l'autre et effectuez en même temps une rotation du bassin tout en gardant les épaules au sol. Tenez 20 secondes.

❀ En position debout, penchez-vous pour saisir vos chevilleles sans plier les genoux.

❀ Debout ou assis, levez les bras au-dessus de la tête, posez la main gauche sur le coude droit et rabattez le bras droit vers l'omoplate gauche. Tenez 10 secondes et recommencez avec l'autre bras.

Dans la baignoire

❀ Tendez les jambes et soulevez-les.
❀ Repliez une jambe, saisissez-la à la cheville et ramenez-la vers vous; recommencez avec l'autre jambe.
❀ Faites des rotations de la tête de droite à gauche (comme pour dire non), puis de l'avant vers l'arrière (oui) en essayant d'aller le plus loin possible.

Sur une chaise

❀ Assoyez-vous bien droit, les bras en croix, et faites pivoter votre buste d'un côté, puis de l'autre.
❀ Les bras ballants, penchez-vous latéralement d'un côté puis de l'autre, comme pour ramasser un objet.
❀ Croisez les bras pour saisir vos genoux bien collés, puis essayez d'ouvrir les genoux en les retenant de part et d'autre.
❀ Soulevez alternativement les jambes sans les plier; à leur hauteur maximale, essayez de les toucher de la main opposée.
❀ Les bras en l'air, laissez-vous tomber vers l'avant en expirant, puis redressez-vous.

❀ Essayez d'imiter un chat qui s'étire.

❀ Sur le dos, repliez les jambes et entourez-les de vos bras.

❀ Sur le dos, les bras allongés, soulevez les jambes et pédalez.

❀ Sur le dos, les bras en croix, pliez les genoux pour ramener les talons jusqu'au fessier, puis écartez les jambes en rabattant les genoux latéralement de part et d'autre.

La marche

L'une des meilleurs activités physiques est la marche, particulièrement la marche rapide. C'est un exercice complet qui a l'avantage d'être moins exigeant et moins risqué que le jogging, et qui est à la portée de tout le monde. La marche est également moins difficile et moins dangereuse que la bicyclette, et on peut la pratiquer toute l'année (au besoin, sur un tapis roulant). Elle favorise également la méditation tout en faisant travailler l'organisme.

Trouvez un ou quelques parcours sécuritaires, si possible dans la nature ou à proximité. En ville, vous pouvez marcher dans un parc. Portez de bonnes chaussures, de préférence avec deux paires de chaussettes. Portez aussi des vêtements amples et légers. Protégez-vous du soleil (chapeau, lunettes, crème solaire). Emportez un imperméable compact s'il y a menace de pluie.

Pour que la marche vous soit bénéfique, vous devez marcher au moins une demi-heure d'un bon pas, si possible à plus de 5 km/heure. Il est recommandé d'effectuer des étirements (les jambes surtout) avant et après chaque séance.

La marche est contre-indiquée pour ceux qui souffrent de problèmes respiratoires ou circulatoires graves, d'hypertension, de diabète avancé et de problèmes aux hanches.

5

La volonté de guérir

J'ai repris pour ce chapitre le titre du livre célèbre de Norman Cousins, paru pour la première fois en français en 1981. Cousins y raconte comment il s'est tiré d'une grave maladie, la spondylarthrite ankylosante, par le rire et des vitamines. Une attitude résolument optimiste, une détermination consciente favorisent-t-elles l'autoguérison ? Évidemment, répondent plusieurs. Mais les spécialistes sont loin d'être unanimes. Et une seconde question se pose, tout aussi importante : comment fait-on pour être optimiste quand on ne l'est pas au départ ? L'optimisme est comme la foi, on l'a ou on ne l'a pas. De plus, le pessimisme ou le manque de volonté caractérise souvent l'état dépressif, en lui-même une maladie. Il y aurait comme un vice logique à prétendre qu'on peut se sortir d'une dépression en étant optimiste.

Cela étant dit, il est certain que le fatalisme et le laisser-aller n'aident pas à mettre en œuvre les conditions qui vont favoriser l'autoguérison. Des études ont montré que le désarroi émotionnel qui résulte de certaines maladies ou qui les accompagne fait chuter certains indices de l'immunité. Dans un tel désarroi, l'esprit doit se concentrer sur des petites choses plutôt que d'essayer de se persuader qu'il faut combattre énergiquement. Ce peut être de s'efforcer simplement de manger un aliment sain ou de faire quelques étirements. Ou encore de trouver un bon livre ou un bon film susceptible de mobiliser l'attention, de détourner l'esprit de ses obsessions, ne serait-ce qu'un moment.

Il ne s'agirait donc pas d'adopter une attitude de combattant flamboyant contre la maladie en se persuadant qu'on peut la vaincre, mais plutôt de faire l'effort de donner à son organisme les meilleures chances en l'alimentant correctement et en recherchant l'environnement antistress le plus convenable pour que toutes les forces du corps se concentrent sur l'ennemi à éliminer, en faisant si possible quelques exercices pour renforcer le tonus général. Consciemment, c'est une stratégie indirecte, une tactique de guérilla plutôt qu'un affrontement direct entre l'esprit et la matière.

À moins qu'une maladie ne touche directement le cerveau et ne rende l'esprit incapable de réfléchir, il y a toujours un travail de l'esprit qui s'exerce en cas de maladie, d'accident ou de convalescence après une opération. Ce travail peut être conditionné par le changement d'état, la souffrance, les attitudes profondes qui constituent le tempérament, mais il n'en reste pas moins un espace de liberté. La « folle du logis » peut bien s'agiter, il y a des accalmies qui permettent de reprendre le contrôle, de faire le point en quelque sorte. Et c'est peut-être là qu'on peut parler du pouvoir de l'esprit sur la maladie.

La décision consciente de lutter, donc d'aller dans le sens des défenses naturelles de l'organisme, devrait normalement constituer une espèce de volonté de guérir. Et cela peut vouloir dire de faire des choix : suivre un traitement ou un autre, refuser un traitement, faire confiance davantage à la nature qu'aux médicaments, changer d'environnement, se donner du temps en refusant de faire des projets à court terme, remettre en question son mode de vie, s'ouvrir à de nouvelles thérapies, etc.

Comment faire pour passer de la résignation passive et du fatalisme à, sinon un certain optimisme, du moins une attitude plus volontaire ? Dans le cas de certaines maladies d'ordre psychique, il faut généralement de l'aide, une forme de psychothérapie, mais en général, il y a moyen de faire des petits pas en ce sens par quelques exercices mentaux et certains trucs faciles :

- au fil des pensées, efforcez-vous d'évoquer des images et des sensations plaisantes, agréables;
- faites un bilan de vos pensées négatives ou morbides, essayez d'en trouver le bien-fondé, de les objectiver en quelque sorte;
- tentez de trouver une contrepartie positive à chacune de vos attitudes négatives;
- écrivez ce que vous ressentez, tenez un journal de votre état d'esprit, de vos humeurs;
- concentrez-vous sur ce qui vous fait du bien.

Il ne faut pas non plus négliger la qualité de l'entourage dans le processus de passage d'une mentalité négative à une attitude positive. Les proches et le personnel soignant peuvent jouer un rôle important dans l'évolution d'une maladie, dans un sens ou dans l'autre. Il vous appartient de déterminer l'entourage qui vous convient le mieux et qui va vous aider sur le plan mental à prendre le dessus sur votre problème de santé.

Il peut arriver qu'un proche ou un thérapeute se fasse trop insistant en termes psychologiques. « Tu vas t'en sortir, tu en es capable, fais preuve de caractère, lutte... » n'est peut-être pas le discours à tenir à un malade ou à un patient au bord du désespoir. Juste un peu d'attention, de l'écoute suffirait peut-être. Le proche servile, qui affirme qu'il comprend, qui s'efforce de répondre au moindre caprice, qui prend en pitié, n'est pas non plus le modèle souhaitable dans bien des cas.

À ce titre, une maladie peut remettre en question des relations de longue date entre des gens. En cette période singulière où le malade a besoin de toute son énergie intérieure pour combattre la maladie, lui faut-il en plus un conflit avec un proche qui risque de l'accabler davantage ?

Dans une situation de grande vulnérabilité, le malade qui n'a pas le choix de son entourage peut tout de même exprimer ses préférences ou ses doléances à l'endroit des personnes qui lui prodiguent des soins. C'est une attitude positive en ce qu'elle fait intervenir la volonté.

Un effet placebo

Ceux qui croient que la volonté de guérir est déterminante ont un avantage sur ceux qui en doutent. Ils bénéficient d'un effet placebo, ce phénomène étrange qui donne des résultats même quand la thérapie ou le traitement adopté ne repose sur aucune base scientifique sérieuse. Il semble notamment que la confiance dans un traitement, un médicament ou même dans la puissance de l'esprit conduise le cerveau à sécréter des endorphines, qui sont des analgésiques tout à fait naturels. L'effet placebo peut même améliorer l'efficacité de médicaments réels ou de traitements médicaux conventionnels. À l'inverse, si nous doutons de l'efficacité d'une thérapie, il est probable qu'elle ne fonctionnera pas ou qu'elle ne donnera pas les résultats escomptés.

Il n'est pas facile de contrôler nos doutes et nos croyances. Nous ne pouvons pas faire semblant de croire. Nous pouvons cependant faire confiance à certaines personnes qui veulent vraiment nous aider, ainsi qu'à des traitements nouveaux ou différents. Et nous pouvons surtout faire confiance à notre corps, en sachant faire preuve de patience.

L'effet placebo peut expliquer ce que l'on considère comme des miracles ou des guérisons spontanées. La foi – une forme absolue de la confiance – est à ce titre un puissant moteur de puissance spirituelle. Mais ici, ce n'est plus la volonté du malade ou du patient qui s'impose, c'est le transfert de cette volonté à une volonté étrangère mais toute-puissante, réelle ou imaginaire peu importe, qui, imprévisiblement, influe ou non sur l'issue d'une maladie ou d'un état de santé déficient (un handicap, par exemple).

La visualisation de guérison

Certaines méthodes psychothérapeutiques proposent de mettre à profit la visualisation pour guérir. Ces méthodes se fondent sur une approche globale de la maladie plutôt que sur le seul traitement des symptômes. On sait maintenant avec certitude que certaines maladies sont liées directement à des stress profonds, comme la dépression et l'épuisement professionnel, et que, par un processus de somatisation, d'autres peuvent reposer sur des facteurs psychiques : maladies de peau, rhumatismes, fibromyalgie, dyspepsie, syndrome du côlon irritable et même le cancer. Ce n'est pas toujours une évidence, loin de là, mais on présume souvent qu'il y a un lien.

Un pionnier : le DR Simonton

Le docteur Carl Simonton, un cancérologue américain de haute volée, est l'un des premiers scientifiques à avoir cru que la volonté de guérir pouvait jouer un rôle dans l'évolution favorable d'un cancer et à avoir recours à la visualisation en ce sens. Il a mis au point à la fin des années quatre-vingt un programme où le patient était invité à créer des images mentales positives dans un contexte relaxant. Selon le Dr Simonton, il s'agit de changer les croyances du patient qui sont nuisibles pour sa santé ou pour l'efficacité des traitements conventionnels contre le cancer[4].

Exercice de visualisation positive du DR Simonton

1. Se relaxer (voir p. 43).

2. S'imaginer en train de revivre une situation agréable du passé. Il est nécessaire que cette situation soit encore considérée comme positive.

3 Avoir recours à l'imaginaire symbolique maladie/guérison. Choisir un symbole pour représenter la maladie et un autre pour représenter le processus de guérison. Il est vivement conseillé de ne pas choisir un symbole qui donne de l'importance à la maladie, comme une haute montagne ou encore un monstre ou un animal redoutable

---

4. Voir *L'Aventure d'une guérison*, par Dr Carl Simonton, Reid Henson et Brenda Henson, Belfond, 1998.

(dragon, scorpion, araignée, etc.). Par exemple, choisir un petit tas de sable pour symboliser la maladie et une grosse vague comme symbole du système de défense. L'idée derrière cet exercice de visualisation est d'affirmer : « Je veux que ce cancer soit tout petit et qu'il soit facilement éliminé. »

4. S'imaginer en train de vivre une situation agréable dans un futur proche. L'anticipation d'un événement heureux stimule les défenses immunitaires. Il est important que ce projet soit réalisable sans trop de difficulté ni stress supplémentaires.

5. Remercier son corps et se remercier aussi d'avoir participé à sa guérison.

La visualisation ne se limite pas au seul sens de la vue, mais peut faire intervenir les autres sens (ouïe, odorat, goût, toucher). Plus les situations imaginées ressemblent à la réalité, plus les réactions sur le système neuro-endocrinien devraient être importantes.

À part la phase de mise en relaxation, l'exercice ne doit pas prendre plus de cinq minutes. Il est conseillé de répéter l'exercice au moins trois fois par jour ou plus souvent selon le besoin ou la gravité de la maladie.

IMAGES DE TRANSFORMATION

Des thérapeutes sont allés beaucoup plus loin que le Dr Simonton, préconisant, dans une perspective jungienne, l'exploration de l'inconscient par la visualisation pour régler des problèmes de santé chroniques ou récurrents. Ici, on trouve toutes sortes de démarches plus ou moins exigeantes, plus ou moins convaincantes aussi. Toute approche a ses défenseurs, et il ne manque jamais de témoins qui affirment que, grâce à LA méthode, ils ont guéri ou du moins retrouvé une qualité de vie qu'ils croyaient à jamais perdue.

L'une de ces méthodes, appelée Images de transformation[5], propose un voyage dans l'inconscient pour guérir d'affections réelles qui peuvent être aussi bien des ulcères, du psoriasis, des migraines et des douleurs articulaires que des maladies plus graves comme le cancer ou la sclérose en plaques. Ces problèmes de santé bien réels seraient le résultat de traumatismes lointains et répétitifs, dont le souvenir est enfoui dans l'inconscient mais qui ont marqué le corps. Celui-ci s'est construit des «cuirasses» comme remparts, mais ces derniers ont fini par céder sous l'assaut des chocs. Il en a résulté des sentiments d'impuissance et de désespoir, voire une pulsion de mort. Bref, tout ce qu'il faut pour entretenir de sérieux problèmes de santé auxquels la médecine classique ne peut trouver de remèdes.

Il faut déprogrammer le mécanisme qui a produit cet état en ayant accès à l'inconscient. Comment? En visualisant des images de divers ordres : d'abord des images d'autodestruction qui sont sous-jacentes à la maladie, puis des images de transformation et enfin des images de guérison. Les images peuvent venir aussi des rêves ou de l'environnement («signes de jour»), mais il convient de savoir les interpréter.

---

5. Marie Lise Labonté et Nicolas Bornemisza, *Guérir grâce à nos images intérieures*, Les Éditions de l'Homme, 2006. La méthode Images de transformation est issue de deux autres méthodes : la Libération des images intérieures (M. L. Labonté) et le Yoga psychologique (N. Bornemisza).

Il est à noter que, comme dans l'approche du docteur Simonton, tous les sens se mobilisent pour faire surgir les images : la vue, le toucher, l'ouïe, l'odorat et le goût.

Le patient qui suit cette méthode est d'abord invité à se relaxer, puis à explorer un endroit de rêve où il trouvera un refuge sacré. C'est là qu'il dialoguera avec son inconscient sur un thème choisi au préalable. Il pourra ensuite, avec l'aide du thérapeute, passer à la reprogrammation. Il mobilise alors son énergie de guérison, tout en stimulant son énergie physique et psychique. Le processus s'accompagne de conditions qui vont favoriser l'atteinte des objectifs poursuivis et qui ont déjà été mentionnés dans le présent ouvrage : méditation, respiration, exercice physique, régime alimentaire équilibré...

PSYCHOPHYSIO

Dans la méthode Psychophysio[6], on explique de façon à peu près semblable l'origine de maladies psychosomatiques comme la fibromyalgie. Une série de traumatismes à répétition dans la petite enfance a fini par surcharger des «cartes neurologiques» dans le cerveau qui ont entraîné des dysfonctionnements organiques. Il s'agit alors de retrouver, dans la mémoire à long terme, le souvenir des événements traumatisants. Le patient y parvient grâce à un traitement initial par résonance sonore. Étendu sur une table vibro-acoustique, il plonge dans ses souvenirs les plus intimes que fait ressurgir une trame sonore à basses fréquences. Il ne s'agit pas à proprement parler d'«imagerie dirigée», comme

---

6. Jocelyn Demers, *La méthode PsychoPhsysio*, Éditions Marée haute, 2008.

on dit en anglais pour désigner la visualisation, car les souvenirs refont surface spontanément. C'est tout de même une forme de visualisation ou d'imagerie mentale qui, comme dans les exemples mentionnés plus haut, fait appel à tous les sens.

Le patient consigne ce qu'il a vécu sur la table dans un « journal de thérapie », qu'il interprétera ensuite en compagnie d'un thérapeute au cours d'une phase appelée « psycoaching ». Il doit faire ressortir les affects négatifs qui sont responsables de son état de santé, analyser les stratégies qui lui ont permis de survivre et en trouver de nouvelles axées sur des affects positifs. Soit dit en passant, la phase du traitement par résonance sonore a aussi pour effet de diminuer sensiblement les douleurs, comme le font la plupart des appareils vibro-acoustiques.

GUÉRIR PAR LA MÉDITATION

La méditation fonde par ailleurs plusieurs techniques de visualisation inspirées du bouddhisme. Un aspect important dans cette approche consiste à considérer les problèmes de santé comme des éléments positifs, à en devenir « l'ami », à comprendre en quoi ils aident à évoluer. Il faut aussi faire appel à une forme d'énergie, de pouvoir : être spirituel (divinité), élément de la nature (Soleil, Lune...). La visualisation de lumières semble importante pour guérir de problèmes émotionnels et de maux physiques. Les exercices de méditation peuvent être spécifiques, appropriés aux maladies. La croyance au processus de guérison est évidemment fondamentale.

CHOISIR UNE MÉTHODE

Est-il possible de pratiquer la visualisation de guérison seul, sans soutien professionnel? Sans doute, mais toutes les méthodes exigent de l'entraînement et un processus rigoureux. C'est pourquoi la présence d'un guide est le plus souvent indispensable. Si vous êtes relativement jeune et que vous êtes atteint d'une maladie chronique ou tombez malade souvent sans cause accidentelle, congénitale ou héréditaire reconnue, vous pourriez songer à explorer une voie psychothérapeutique qui puisse vous aider à vous guérir par vous-même. Il faut que vous entrevoyiez le traitement comme un moyen de stimuler votre volonté de guérir, car, n'importe quel thérapeute vous le dira, vous êtes l'agent principal de votre guérison. Pour choisir un traitement qui convient, vous devrez faire confiance à la méthode et au thérapeute. Vous devez aussi avoir la volonté – c'est le premier pas vers la guérison – de suivre la thérapie jusqu'au bout.

L'approche ECHO du Dr Crombez

Et si la volonté de guérir résidait plutôt dans une meilleure compréhension de ce qu'est la guérison, ainsi que dans la liberté de choisir la voie personnelle la plus appropriée? Autrement dit – et c'est la perspective dans laquelle se situe le présent ouvrage –, il n'y aurait ni recette ni traitement uniformément valable, mais plutôt un ensemble de conditions propre à chacun qui ne pourrait fonctionner que pour l'individu qui les choisit.

Psychiatre et psychanalyste, le docteur Jean-Charles Crombez a mis au point une méthode d'autoguérison déroutante, qui emprunte à bien des psychothérapies mais qui s'en écarte à plusieurs égards[7]. La première originalité de son approche réside dans sa conception de la maladie et de la guérison. Première observation : avoir une maladie et être malade sont deux choses distinctes. Mais l'une peut mener à l'autre, et c'est là que ça se complique. C'est là que les processus naturels de guérison se trouvent entravés, c'est là que la personne perd son pouvoir de se guérir elle-même.

Un second point majeur pour comprendre l'approche ECHO est l'individualité, la singularité du processus de guérison. Les mécanismes naturels de guérison sont à la fois très complexes, ils sont globaux (incluant même le psychisme) et ils sont à l'œuvre constamment, à notre insu, ne cessant de réparer l'organisme pour permettre au système de rester en équilibre. Mais plus que cela, ces mécanismes fonctionnent différemment et imprévisiblement pour chaque individu. C'est pourquoi les traitements médicaux et les thérapies ne donnent pas les mêmes résultats pour tout le monde. C'est pourquoi aussi chacun doit trouver sa voie, ce qui lui convient le mieux pour guérir.

Il y a, pour le Dr Crombez, trois ordres d'atteinte à la personne quand on parle de santé. Il y a des maladies au sens propre et classique du terme, c'est-à-dire des affections reconnues comme telles, qui se manifestent par des symptômes connus. Mais il y a aussi des malaises d'ordre psychique

---

7. Le très bref résumé que je présente ici a pour source un livre remarquable du Dr Crombez, *La personne en écho, Cheminer dans la guérison*, publié aux Éditions de l'Homme en 2006. Ce n'est pas un livre d'accès facile, mais la maladie et la guérison sont des choses fort complexes quand on les analyse d'un point de vue scientifique, médical, psychiatrique, psychanalytique et, j'oserais ajouter, philosophique. Or, c'est ce que fait le Dr Crombez.

beaucoup moins évidents, qu'on qualifie de subjectifs, qui traduisent un déséquilibre et qui s'expriment par exemple dans des formules aussi vagues que « Ça ne va pas » ou « Je ne me sens pas bien ». La médecine traite les maladies, tandis que la psychothérapie s'applique aux malaises psychiques. Seulement voilà, ce n'est ni blanc ni noir, et il y a le plus souvent interaction entre malaise et maladie, au point que la maladie envahit le psychisme. C'est là qu'on cesse d'avoir une maladie et que l'on devient malade. Il s'ensuit un désordre, une désorganisation sur laquelle on n'a plus de prise. Le Dr Crombez identifie cet état comme un mal-être. Et c'est dans le champ du mal-être qu'il faut intervenir pour guérir. Pour cesser d'être malade, il faut se replacer au centre de sa vie, redevenir une personne. En ce sens, « l'autoguérison consiste à développer un champ personnel, corporel et psychique, qui permet aux processus de guérison naturels de s'actualiser de façon optimale ».

Comment faire ? Il faut d'abord laisser se produire ce qui se passe en soi. Cela ne signifie pas qu'il faut se réfugier dans la passivité ou dans la fatalité. Non, il y a un effort volontaire à faire pour rassembler des éléments à l'intérieur de soi, pour créer des conditions qui vont permettre au processus de guérison naturel de faire son travail indépendamment de notre volonté. Ces éléments à l'intérieur de soi, c'est tout ce qui peut s'y trouver auquel notre esprit peut avoir accès : perceptions, sensations, idées, mouvements, etc. Il ne faut surtout pas se limiter. Le champ intérieur dans lequel surgissent ou se trouvent ces éléments qui interagissent doit être global et non sélectif. Enfin, il faut trouver sa manière propre pour composer, travailler avec ces éléments.

L'approche ECHO est ainsi une méthode extraordinairement ouverte. Une personne peut choisir la méditation, une autre la relaxation pour avoir accès à son espace intérieur.

Ou encore ce sera le yoga, la création artistique ou la visualisation. Peu importe le moyen, pourvu qu'il permette de « mettre en objets » ce qui se passe à l'intérieur. Peu importe l'objectif aussi. L'important est davantage le cheminement que l'objectif. Celui-ci peut d'ailleurs changer en cours de route.

Ce qui est le plus surprenant dans l'approche ECHO, c'est que la personne fait toujours le bon choix, même quand elle croit qu'il n'y a rien ou qu'il ne se passe rien. La liberté du sujet est fondamentale, c'est ce qui lui permet de revivre, de se recentrer, de remettre la maladie en périphérie plutôt qu'au centre de lui. C'est tout le contraire de la plupart des psychothérapies, qui proposent une chemin linéaire, contraignant, où le thérapeute fait des interprétations en vue d'un objectif prédéfini.

Pour le Dr Crombez, l'intervention médicale et la démarche de guérison ne s'opposent pas. Elle sont complémentaires, chacune s'appliquant dans un champ différent. Or, le champ de la guérison, c'est l'espace personnel intérieur, c'est le monde intérieur subjectif où corps et esprit sont étroitement liés. L'idée d'ECHO, c'est de revivifier cet espace, d'y réinscrire du mouvement, d'y favoriser les jeux et d'y soutenir les créations. Les résultats sont imprévisibles, mais tous les effets sont bons.

ECHO est un acronyme qui provient des mots espace, circulation, harmonie et œuvre. Ces quatre mots n'indiquent pas une séquence, mais un processus dynamique et multiforme qui évoque tout ce qui est vivant. Car guérir au fond, c'est vivre... même avec une maladie !

Pour cheminer dans un tel processus, il faut de l'aide. ECHO n'est pas une technique qu'on assimile pour la pratiquer seul à la maison. L'approche est tellement surprenante, surtout pour des gens qui se sont déjà soumis à des psychothérapies ou qui suivent scrupuleusement les directives dans les protocoles de traitement, qu'un dialogue s'impose. Les intervenants d'ECHO ne sont pas directifs, se montrant même étrangement permissifs face aux choix des personnes qu'ils accompagnent. Au fond, la personne découvre – ou redécouvre – sa liberté. C'est en quelque sorte la première condition de l'autoguérison. L'intervention de guérison agit alors sur le mal-être et, indirectement, sur la maladie.

La renonciation au confort de la maladie

Avant de conclure ce chapitre, il est important de se rappeler que la volonté de guérir doit être authentique, quelle que soit la voie suivie. On ne se ment pas à soi-même. Avant de se lancer dans une méthode ou de répéter à satiété des formules ou des mantras d'autopersuasion, il convient de se demander si, sous un certain aspect, être malade ou avoir un problème de santé n'a pas quelques avantages.

La maladie peut être en effet une stratégie de confort relatif, malgré les souffrances ou les douleurs qu'elle engendre : fuite, déresponsabilisation, prise en charge par d'autres, repositionnement comme centre d'intérêt... Il est parfois des motifs inavouables. Dans le cas où la conscience reconnaît que, oui, il y a quelque chose de suspect dans la genèse et surtout dans l'entretien d'un problème de santé, il y a lieu d'y réfléchir : soupeser le pour et le contre, entrevoir aussi tous les avantages qu'il y aurait à être guéri, en meilleure santé ou tout simplement plus fonctionnel. Une telle réflexion peut être en elle-même une manifestation de volonté de guérir. En tout cas, c'est une condition indispensable pour faire des pas positifs sur le chemin du rétablissement ou d'une reprise en main de sa santé.

6

Autres conditions d'autoguérison

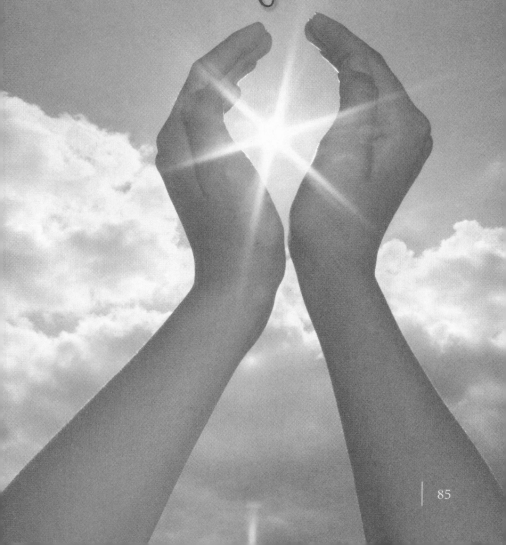

Le temps

La plupart des affections guérissent avec le temps, traitement médical ou pas. Or, notre rapport au temps s'est modifié depuis nos ancêtres. Nous ne vivons plus au rythme des saisons ni en fonction de la lumière du jour. Nous sommes pour la plupart toujours pressés. Nous vivons à cent kilomètres à l'heure. Et nous en tirons une certaine satisfaction. Un agenda bien garni n'est-il pas le signe d'une vie dynamique et fructueuse ?

Or, la maladie ou un accident brise soudainement ce rythme trépidant. Nous retombons à vingt kilomètres à l'heure. Tout devient beaucoup plus lent. L'impatience se manifeste : qu'elles sont longues les journées à attendre que ça aille mieux ! D'autant plus que la publicité nous incite à croire en l'existence de pilules ou de traitements miracles capables de nous remettre sur pied – et en grande forme – en peu de temps. L'important serait de retourner à nos activités courantes (le mot est juste) le plus vite possible.

Le temps est le plus formidable des guérisseurs. Encore faut-il ne pas le compresser ! Le temps est peut-être long quand nous somme malades ou en convalescence, mais il permet d'explorer d'autres dimensions de nous-mêmes. Il permet aussi de retrouver un rythme de vie plus posé, de rompre un moment et salutairement avec le va-et-vient incessant que constituent nos occupations quotidiennes.

Il y a toujours un risque à reprendre ses activités sans avoir donné la chance au temps de faire son œuvre. Risque pour soi, en n'étant pas parfaitement rétabli, de se sentir mal plus longtemps que prévu, de faire une rechute, de développer des complications, de n'offrir qu'une faible résistance à d'autres agressions contre le corps; risque de transmettre le mal aux autres, surtout dans le cas d'une maladie virale transmissible comme le rhume ou la grippe.

Reconnaître qu'il faut du temps pour guérir, c'est accepter de mettre son existence entre parenthèses, de ralentir son rythme de vie, de surseoir à des projets et de se tenir profil bas. L'acceptation de cette condition est aussi une manifestation de volonté d'autoguérison.

Le sommeil

On sait que le repos est une condition primordiale de l'autoguérison. Or, qui dit repos dit sommeil de qualité. Mais, paradoxalement, une maladie ou un accident peuvent perturber le sommeil. Soit la douleur, soit l'inconfort, soit la difficulté de trouver une position adéquate quand une partie du corps est atteinte empêche l'organisme de bénéficier pleinement d'un sommeil réparateur. Souvent aussi, la personne malade ou convalescente n'est pas très active durant la journée et ne se sent pas suffisamment fatiguée la nuit venue pour bien dormir.

Il est possible que le nombre d'heures de sommeil nocturne requis soit moindre du fait du repos ou de la somnolence diurne. Dans ce cas, une modification de l'horaire de sommeil peut s'imposer : aller au lit plus tard, par exemple, ou éteindre les lumières plus tard (si on n'est pas déjà alité).

Avant de prendre des somnifères, qui sont des drogues d'accoutumance et qui bien souvent viennent s'ajouter à d'autres médicaments, au risque de provoquer maints effets indésirables, il convient peut-être de se poser quelques questions :

❀ Mon lit est-il approprié à ma condition ? Puis-je y trouver une ou des positions confortables ?

❀ L'environnement de ma chambre est-il propice à l'endormissement et à un sommeil durable ? L'obscurité est-elle suffisante ? Y a-t-il des bruits environnants qui peuvent m'irriter ?

❀ L'état de stress dans lequel je me trouve m'empêche-t-il de m'endormir ou de jouir d'un sommeil durable ?

❀ La douleur nuit-elle à mon sommeil ?

❀ Dois-je absolument me coucher dans mon lit durant la journée ?

❀ Est-ce que je devrai me relever à quelques reprises durant la nuit pour aller aux toilettes parce que j'ai bu beaucoup avant d'aller au lit ?

Suivant les réponses à ces questions, il y a peut-être lieu de prendre des mesures particulières pour favoriser un meilleur sommeil. Il peut s'agir de changements purement matériels, comme un nouveau matelas, des coussins ou des oreillers supplémentaires, un éclairage mieux orienté, des rideaux plus opaques, des bouchons dans les oreilles, tout comme le recours à des techniques antistress comme celles qui ont été évoquées au chapitre 2 (respiration, relaxation du corps, automassage, visualisation, méditation, etc.).

Voici par ailleurs quelques suggestions générales favorisant un meilleur sommeil et permettant de lutter contre l'insomnie.

❀ **Couchez-vous et levez-vous à heures fixes.** La qualité du sommeil repose sur une horloge biologique interne qui s'accommode mal d'une variation constante des habitudes. Essayez de vous en tenir à votre horaire de sommeil quelles que soient les circonstances, même les fins de semaine.

❀ **Adoptez un rituel apaisant avant d'aller au lit.** Vous risquez de mal dormir (ou de ne pas vous endormir du tout) si vous passez subitement d'une activité excitante à l'inaction totale. Votre rituel doit vous permettre de réduire le stress, de vous calmer progressivement. Ce peut être prendre un bain, lire, regarder la télévision, discuter calmement, écouter de la musique... L'important est d'abaisser l'intensité des stimuli qui vous entourent.

❀ **Ne faites pas d'activité physique en soirée, avant d'aller vous coucher.** Faites plutôt de l'exercice durant la journée. C'est même souhaitable si vous désirez augmenter la durée de votre sommeil profond.

❀ **Évitez les stimulants durant la journée.** Pas de café après midi, l'alcool avec modération. Prenez un repas léger le soir, ou attendez au moins deux à trois heures avant d'aller au lit après un repas plus lourd.

❋ **Consignez vos préoccupations avant d'aller dormir.** Si vous avez des ennuis ou des préoccupations qui risquent de vous empêcher de dormir, écrivez-les avant de vous mettre au lit.

❋ **Aérez votre chambre et gardez-la fraîche pour la nuit.** Baissez le thermostat au besoin, quitte à ajouter une couverture.

❋ **Dormez dans le calme.** Cela ne signifie pas que le silence doit être total, mais que des bruits incongrus ou variables ne puissent pas perturber votre sommeil.

❋ **Proposez un traitement à votre conjoint si son ronflement vous empêche de dormir.** Le ronflement se traite, et il y a plusieurs moyens pour l'atténuer (voir *Problèmes de sommeil*, chez le même éditeur).

❋ **Réservez votre chambre à coucher au sommeil et à l'amour.** Évitez de regarder la télévision ou de manger dans votre lit.

❋ **Levez-vous et faites quelque chose en cas d'insomnie prolongée.** Si vous n'arrivez vraiment pas à dormir, relevez-vous et trouvez une occupation; ne regagnez votre lit que quand vous aurez sommeil. Et levez-vous quand même à l'heure habituelle. Vous dormirez mieux la nuit suivante.

❋ **Rangez votre réveil s'il vous tient éveillé.** Regarder l'heure incessamment peut prolonger les périodes d'insomnie. Dissimulez à vos yeux votre réveille-matin en le plaçant dans une commode ou sous votre lit.

L'hygiène

Les habitudes d'hygiène semblent telles en Occident qu'on ne devrait même pas en parler comme d'une condition importante de rétablissement. Pourtant, les infections nosocomiales ont fait la manchette dans les médias au cours des dernières années : le public a découvert que, dans nos hôpitaux, l'hygiène laissait passablement à désirer et que des malades mouraient d'infections contractées sur les lieux, qui n'avaient rien à voir avec la maladie pour laquelle ils avaient été hospitalisés. Ce phénomène pouvait traduire un manque d'éducation de base à l'hygiène, tant chez les patients que chez le personnel hospitalier.

Toute personne malade, dont le système immunitaire est affaibli, doit prendre des précautions pour éviter d'attraper d'autres maladies et de transmettre la sienne à ses proches. Voici quelques mesures élémentaires en ce sens :

❀ Lavez-vous les mains fréquemment à l'eau chaude et au savon, avant et après les repas, ainsi qu'après être allé aux toilettes.

❀ Évitez de toucher aux autres, ne prenez pas de bébés dans vos bras.

❀ Changez vos draps régulièrement, au moins une fois par semaine, surtout si vous partagez votre lit avec un conjoint.

❀ Changez de vêtements régulièrement aussi, qu'il s'agisse d'un pyjama ou d'une tenue plus habillée.

❀ Couvrez-vous le nez et la bouche avec un mouchoir lorsque vous toussez ou éternuez.

❀ Nettoyez bien vos plaies, changez vos pansements régulièrement.

❀ Assurez-vous que la salle de bains que vous fréquentez est propre : évier, douche, baignoire et toilette.

❀ Nettoyez aussi les surfaces de cuisine et veillez à ce que la vaisselle que vous utilisez soit propre.

❀ Lavez soigneusement les fruits et les légumes que vous consommez frais. Si ce ne sont pas des variétés bio, pelez-les, quitte à perdre quelques éléments nutritifs.

❀ Si une plaie ne guérit pas ou si vous vous êtes infligé une blessure profonde, consultez un médecin.

Prendre un bain régulièrement est bénéfique non seulement d'un point de vue hygiénique, mais aussi d'un point de vue psychologique. C'est un bon moyen de détente, antistress, c'est réconfortant. Vous pouvez y faire quelques exercices, comme des étirements (voir p. 63), ou y pratiquer l'automassage (voir p. 46). Utilisez des serviettes propres pour vous sécher.

De saines habitudes de vie

Une maladie ou une convalescence peut être l'occasion de réfléchir sur son mode de vie. Tout le monde sait que le tabac est nocif, que les abus d'alcool ou de drogue ne sont pas sains, qu'une vie stressante cause des problèmes de santé, que le manque d'exercice et la sédentarité prédisposent au vieillissement prématuré, et qu'une alimentation surabondante en sucre, en sel et en gras risque d'hypothéquer l'espérance de vie.

Souvent la maladie elle-même va imposer un changement d'habitudes. Mais elle peut donner naissance à d'autres habitudes néfastes, par exemple l'abus de médicaments (sur ordonnance, en vente libre, ou même des produits de santé naturels à portée médicinale ou thérapeutique). Pilules pour se soigner, pilules pour combattre le stress inhérent à la maladie, pilules pour dormir... Les risques d'effets secondaires sont réels, surtout si on mélange les médicaments; en outre certains médicaments entraînent l'accoutumance (comme les tranquillisants, les somnifères et les antidépresseurs) ou finissent par affaiblir le système immunitaire (comme les antibiotiques). Parfois le remède est pire que le mal.

Une maladie est peut-être l'occasion de s'interroger sur le manque d'équilibre dans sa vie. De saines habitudes de vie devraient permettre de partager ses occupations entre les activités physiques et les activités intellectuelles (ces dernières prédisposant davantage au sédentarisme), entre les activités créatrices et les activités de consommation.

Art et maladie

La maladie peut avoir un versant créatif. À moins de grandes douleurs permanentes qui mobilisent l'esprit et l'empêchent de penser, la personne malade a souvent du temps pour mijoter, pour imaginer, pour créer. C'est aussi un excellent dérivatif. Des artistes renommés – écrivains, compositeurs – ont profité d'une longue maladie ou d'une convalescence pour créer certaines de leurs plus grandes œuvres. Des artistes malades ou handicapés une grande partie de leur vie n'ont cessé de créer. L'art est un moyen d'expression et un exutoire aussi.

Il existe une forme de psychothérapie qui s'appelle l'art-thérapie. La création artistique, qu'il s'agisse du dessin, de la peinture, de la sculpture, de la musique ou de la poésie, vise à raviver le psychisme à partir du contact avec le monde intérieur. C'est en quelque sorte l'expression extérieure, autrement qu'en paroles, de ce qui se passe à l'intérieur. Il y a souvent un geste physique créateur nécessaire pour accomplir l'œuvre, qui représente une recentration de l'esprit sur autre chose que la maladie. Non seulement la création est-elle d'abord œuvre d'esprit, requérant imagination et pensée, mais elle est aussi exercice physique parce qu'elle fait appel à des fonctions motrices comme celles qu'exige le travail de sculpter, de dessiner, de jouer d'un instrument de musique ou même d'écrire à la main.

Des recherches scientifiques ont montré que l'art-théapie améliore la qualité de vie des personnes âgées, aide les patients atteints de cancer, réduit l'anxiété inhérente aux maladies et s'avère bénéfique aux personnes souffrant de schizophrénie.

7

En y pensant bien

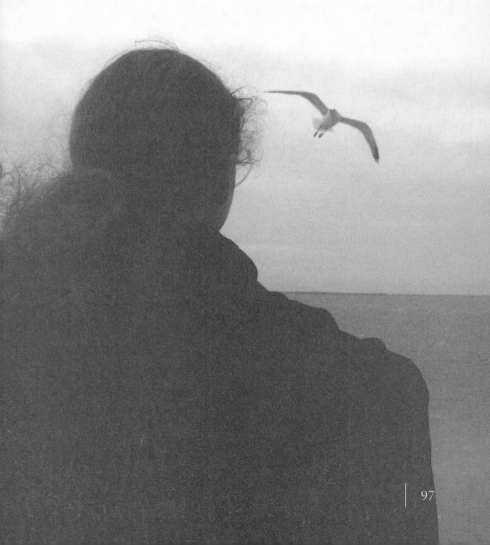

Nous ne vivons plus à une époque où la maladie peut être considérée comme une fatalité ou un châtiment divin. Longtemps on a cru que les malades avaient une responsabilité dans leur état. Ou encore on considérait que la maladie était un processus de sélection naturelle : les plus faibles n'en réchappaient pas. Ces idées n'ont pas totalement disparu, il s'en faut. Par exemple, les autorités sanitaires ont de plus en plus un discours moralisateur à l'endroit des usagers du tabac et des consommateurs de malbouffe. Certains vont jusqu'à dire que les fumeurs, les obèses, les alcooliques devraient payer les soins de santé que le système public leur offre gratuitement. Et bien des gens atteints de cancer s'interrogent sur leur comportement : ai-je pu, par négligence, par imprudence, par irresponsabilité, causer moi-même la maladie qui me terrasse ? Les psychothérapies n'aident pas en ce qu'elles font souvent reposer la condition souffrante sur l'histoire personnelle, plus ou moins enfouie dans l'inconscient. Jusqu'à quel point suis-je responsable de ce qui m'est arrivé, comment n'ai-je pas vu que tel événement m'affectait à ce point et pourquoi n'ai-je pas réagi plus adéquatement ?

La maladie peut ainsi être la source de bien des questionnements. Ils sont le plus souvent personnels, portant sur l'expérience immédiate de la souffrance, mais ils peuvent embrasser plus large, cherchant des réponses dans les religions, les philosophies, les sagesses anciennes ou les sciences. Il y a toutes sortes de théories sur la santé et la maladie, de toutes provenances. Beaucoup sont fondées sur des croyances spirituelles, des conceptions religieuses, des savoirs ésotériques... Il n'est pas forcément facile de trouver des repères sûrs, des aides-à-penser dignes de confiance.

La maladie, la douleur, la souffrance sont avant tout des expériences personnelles. Je ne peux bien parler que des miennes. Mais cette expérience intime a aussi une portée universelle. Tout le monde souffre et meurt. L'expérience de l'autre, sa réflexion aussi me permettent de me situer, de comparer, de me repositionner au besoin.

Quand mon corps souffre par ailleurs, mes idées changent. Je ne suis plus le même physiquement et psychiquement. Mon univers de valeurs peut s'en trouver bouleversé. Mes relations avec mes proches aussi. Il arrive qu'un couple se désintègre quand l'un des conjoints tombe malade. Paradoxalement, c'est peut-être au moment où le conjoint malade aurait le plus besoin que son partenaire soit présent et le soutienne qu'il se voit abandonné. Retour à la solitude. La maladie rend égoïste et égocentrique, ou ne fait-elle que révéler cette tendance?

Qu'est-ce que guérir alors? Je peux bien considérer que mon corps est réparé, mais suis-je guéri? La maladie et la guérison suscitent en ce sens plusieurs réflexions.

Religion, maladie et guérison

Toutes les religions offrent des réponses aux interrogations sur la maladie et la souffrance. Ces réponses s'inscrivent dans un système de croyances général, qui fournit des explications sur la vie et la mort. Le message n'est cependant pas toujours très clair, ou il est ambigu. Par exemple, la religion catholique a longtemps prôné la résignation devant la souffrance et la mort, et la soumission à la volonté de Dieu. La maladie pouvait alors être considérée soit comme un châtiment terrestre dû à la condition de pécheur, soit comme une épreuve méritoire en vue du salut et d'une vie éternelle sans souffrance. Pourtant, les thaumaturges ont toujours abondé dans la chrétienté, à commencer par Jésus lui-même, dont les miracles sont relatés dans les évangiles. Il s'est développé toute une industrie du miracle au sein du catholicisme, de Lourdes à Fatima, en passant par l'Oratoire Saint-Joseph et le sanctuaire Sainte-Anne-de-Beaupré au Québec. Le message devenait que la foi peut guérir en ce bas monde, donc que la résignation n'est pas un principe absolu. Les pèlerinages et la prière ont connu un regain de popularité au cours des dernières années, surtout depuis que des recherches scientifiques ont montré qu'ils pouvaient être objectivement efficaces. Ce sont des moyens que l'on peut en effet associer à la volonté de guérir et à l'effet placebo dont il a été question au chapitre 5 (voir p. 72).

L'islam considère la maladie comme une épreuve qui peut effacer les péchés. Il faut alors faire preuve de patience, tout en continuant de louer Allah et de manifester sa foi, mais il n'est pas interdit de se soigner, bien au contraire. Le malade doit chercher à se soigner par tous les moyens permis par la morale islamique, tout en s'en remettant à Allah pour l'issue de sa maladie, car la guérison appartient à la volonté divine.

La souffrance, la maladie et la mort sont au cœur de l'enseignement bouddhiste. Dans toutes les écoles bouddhistes, le Bouddha est considéré comme le grand médecin, maître de guérison suprême. Il y a une médecine bouddhique qui repose sur le principe de l'unité corps-esprit. La méditation a une valeur thérapeutique réelle, car elle peut purifier les états mentaux empoisonnés et déformés, associés à la maladie physique. La pensée bouddhiste a exercé une grande influence sur diverses approches d'autoguérison en Occident, tout particulièrement les méthodes de contrôle de l'esprit mentionnées au chapitre 5.

Une chose est certaine, la foi réconforte le plus souvent. Et même s'il semble qu'elle est l'expression d'un certain fatalisme, d'une soumission à un pouvoir extérieur, le réconfort et l'espoir qu'elle peut susciter sont des conditions qui favorisent l'autoguérison.

Maladie, guérison et mort font partie du processus de la vie

« Les maladies représentent peut-être le stimulant et l'aliment les plus intéressants de notre pensée et de nos actions, mais nous ne savons que fort peu de choses sur l'art de les utiliser. » Cette réflexion du poète allemand Friedrich Leopold Novalis (1772-1801) va à l'encontre de l'idée selon laquelle la maladie est un mal à combattre par tous les moyens pour l'éradiquer définitivement. C'est au contraire un signe de vie, une vie cyclique, inégale, qui se déroule en dents de scie même si elle évolue inéluctablement vers la mort.

Notre organisme affronte au cours de notre vie d'innombrables menaces. Il se transforme sans cesse pour déjouer l'ennemi, il perd des combats, en gagne d'autres, bat en retraite, se porte à l'attaque, sort victorieux le plus souvent. Quand nous souffrons ou sommes malades, nous aspirons au soulagement et à la guérison. Mais une fois rétablis, nous ne savourons guère la victoire très longtemps, nous oublions vite et passons à autre chose, qui représente le plus souvent un nouveau risque de déséquilibre susceptible de nous faire retomber malades.

C'est comme si nous roulions à bicyclette. Nous devons avancer pour ne pas perdre l'équilibre et risquer de tomber, mais avancer nous expose à toutes sortes d'obstacles qui peuvent aussi nous faire tomber. N'importe, l'important est d'avancer. De vivre, en somme, où que nous allions ! Et peut-être de considérer la souffrance et la maladie comme des haltes obligées, peu confortables, mais temporaires et nécessaires pour pouvoir reprendre la route.

Un peu d'humour

Maladie et humour se conjuguent mal, en général. Pourtant, on sait que le rire est une force positive qui facilite le processus naturel d'autoguérison, comme Norman Cousins l'a démontré (voir p. 69). La maladie elle-même peut faire l'objet de dérision ou d'un cynisme de bon aloi. Le grand Molière ne s'est pas privé, dans *Le Malade imaginaire* et *Le Médecin malgré lui*, de se moquer allègrement des malades et de la médecine de son époque.

Un autre écrivain français, Jules Romains, a écrit une comédie qui prête à réflexion et qui, même si elle a près d'un siècle, a une portée toujours actuelle. En résumé, *Knock ou Le Triomphe de la médecine* raconte l'installation du Dr Knock dans un petit village où les habitants n'étaient pas très souvent malades. Du moins consultaient-ils rarement le médecin qui l'avait précédé. Petit à petit, le nouveau docteur va tous les convaincre qu'ils sont malades, qu'ils ne peuvent guérir tout seuls et qu'ils ont absolument besoin de lui. Cette réplique de Knock est devenue célèbre : « Les gens bien portants sont des malades qui s'ignorent. »

Ainsi, nous serions tous malades, et il suffirait de médecins acharnés et d'examens sophistiqués pour nous trouver des problèmes de santé. Ce n'est pas pure ironie. On a découvert qu'il y a une corrélation entre la présence de médecins spécialistes dans un milieu donné et la prévalence des maladies qu'ils traitent. Il y a aussi une pression au dépistage des maladies, et l'idée que la plupart d'entre nous avons un cancer non détecté ou sommes porteurs de virus dangereux est de plus en plus répandue. On pourrait dire, à l'instar du Dr Knock : « Nous sommes tous malades, mais la plupart d'entre nous ne le savons pas. »

Quelques citations à méditer

Voici quelques autres mots d'auteur pour conclure ce chapitre sur une note à la fois philosophique et méditative.

« À la différence des maladies, la vie est toujours mortelle. » – Italo Svevo

« La santé, c'est ce qui sert à ne pas mourir quand on est gravement malade. » – Georges Perros

« La vieillesse est la seule maladie dont on ne peut espérer guérir. » – Orson Welles

« Il y a des maladies qui sont saines. » – Eugène Ionesco

« Tu ne meurs pas de ce que tu es malade ; tu meurs de ce que tu es vivant. » – Montaigne

« La santé peut paraître à la longue un peu fade. Il faut, pour la sentir, avoir été malade. » – Jean-François Collin d'Harleville

« L'art de la médecine consiste à distraire le malade pendant que la nature le guérit. » – Voltaire

« Le malade ne guérit pas seulement de soins. » – Patrick Segal

Conclusion

L'autoguérison est un processus naturel propre à chacun. L'expérience de la douleur, de la souffrance et de la maladie est unique. D'ailleurs, nul ne vit sa vie tout à fait comme les autres. Cette individualité a ceci de bon qu'elle nous permet de croire en nos ressources, physiques et psychiques, quoi que l'on dise ou fasse autour de nous. L'autoguérison, au fond, c'est simplement suivre sa voie. Cette singularité est en revanche troublante. Nous sommes constamment à la recherche de recettes, de formules, de prescriptions... Et nous sommes souvent incapables de discernement face à ce que nous proposent tous ceux qui veulent nous aider (ou nous soutirer de l'argent). Nous avons accès aujourd'hui à une somme infinie d'informations, mais comment savoir si elles sont exactes? Comment savoir si telle ou telle solution à un problème de santé, réputée fonctionner pour un grand nombre de personnes, sera efficace dans notre cas? Comment pouvons-nous exercer notre liberté dans ce dédale de conseils, de traitements ou de médicaments, d'influences de diverses provenances et de contradictions? En outre, la maladie rend vulnérable, atténuant parfois le jugement, restreignant même cette liberté que, bien portants, nous étions convaincus de posséder.

Dans un tel contexte, je serais bien mal venu de conseiller un cheminement précis. Non seulement chaque individu est unique, mais les maladies ou les problèmes de santé qu'il peut éprouver sont innombrables. La gravité, la chronicité, le vieillissement sont aussi des facteurs qui rendent impossible de conseiller une voie de guérison uniforme ou systématique.

Mais tant que l'esprit est éveillé, il a la capacité de trouver la voie qui convient le mieux. J'ai présenté plusieurs conditions qui, en général, favorisent l'autoguérison. Ce sont des pistes à explorer et à évaluer d'un point de vue personnel. Une meilleure alimentation, de l'exercice pratiqué modérément, un environnement non stressant, des activités de création ou de diversion mentale, un ralentissement du rythme de vie facilitent chez la plupart des gens le rétablissement à la suite d'un accident, d'une opération ou d'une maladie ponctuelle. Choisir ce programme, c'est aussi manifester sa volonté de guérir, sans rechercher le traitement aux résultats instantanés, le plus souvent utopique ou irréaliste.

Les gens qui souffrent de problèmes de santé chroniques y gagneront aussi à expérimenter ce programme, du moins à en explorer certains de ses éléments. D'un point de vue médical, une maladie peut être considérée comme incurable, un handicap peut être objectivement très limitant, mais il y a toujours moyen de trouver des conditions qui vont permettre de conserver une qualité de vie. S'autoguérir en ce sens, c'est vivre, tout simplement.

Index

Table des matières